DE

L'ÉRYTHROCYTOSE

DANS SES RAPPORTS

AVEC

L'INSUFFISANCE HÉMATOPOIÉTIQUE

PAR

LE DOCTEUR A. MICHEL-DANSAC

ANCIEN INTERNE DES HOPITAUX DE PARIS
ET DE LA CLINIQUE LARYNGOLOGIQUE DE LARIBOISIÈRE

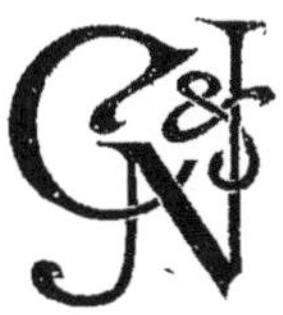

PARIS

GEORGES CARRÉ ET C. NAUD, ÉDITEURS
3, Rue Racine, 3

—

1897

DE

L'ÉRYTHROCYTOSE

DANS SES RAPPORTS

AVEC

L'INSUFFISANCE HÉMATOPOIÉTIQUE

PAR

LE DOCTEUR A. MICHEL-DANSAC

ANCIEN INTERNE DES HOPITAUX DE PARIS

ET DE LA CLINIQUE LARYNGOLOGIQUE DE LARIBOISIÈRE

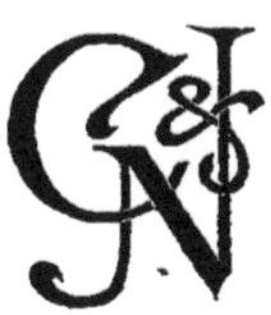

PARIS

GEORGES CARRÉ ET C. NAUD, ÉDITEURS

3, Rue Racine, 3

—

1897

TRAVAUX PERSONNELS ANTÉRIEURS

Sur un cas de Parencéphalie. *Société anatomique.* 1890.

Ostéomyélite aiguë du bassin. *Gazette médicale de Paris.* 1891.

Lithiase biliaire. *Société anatomique.* 1892.

Leucocythémie suraiguë. *Médecine moderne.* 1892.

La leucocythémie considérée comme sarcome primitif du sang. *Gazette hebdomadaire.* 1893.

Cancer et Psorospermies. *Gazette hebdomadaire.* 1893.

Sarcome papillaire de la glotte. *Annales des maladies de l'oreille et du larynx.* 1893.

Sarcome en nappe du larynx. *Ann. des maladies de l'oreille et du larynx.* 1893.

Angio-sarcome endothélial et tumeurs de la cloison. *Annales des maladies de l'oreille et du larynx.* 1893.

Végétations adénoïdes infantiles. *Ann. des maladies de l'oreille et du larynx.* 1893.

Végétations adénoïdes adultes. *Ann. des maladies de l'oreille et du larynx.* 1893.

Aryténoïdites tuberculeuses. *Ann. des maladies de l'oreille et du larynx.* 1893.

Recherches sur les lésions nerveuses dans les Aryténoïdites tuberculeuses. *Société anatomique.* 1893.

Lésions nerveuses et Plexus des amygdales. *Société anatomique.* 1893.

Cancer primitif de la glotte. *Ann. des maladies de l'oreille et du larynx.* 1894.

Hypertrophie des amygdales. *Ann. des maladies de l'oreille et du larynx.* 1894.

A MES BIEN CHERS PARENTS

MON PÈRE ET MA MÈRE

A QUI JE DOIS TANT !

ET

A MA TANTE B. DANSAC

QUI A TOUJOURS ÉTÉ POUR MOI SI TENDRE

ET SI DÉVOUÉE

A MON PRÉSIDENT DE THÈSE

MONSIEUR LE PROFESSEUR RAYMOND

MÉDECIN DE LA SALPÉTRIÈRE

CHEVALIER DE LA LÉGION D'HONNEUR

PRÉFACE

—

Trop souvent, dans la pratique médicale, comme dans les recherches scientifiques, on néglige de faire l'examen du sang. Et pourtant, n'est-ce pas le sang, la chair coulante, qui contient tous les éléments de réparation des tissus, comme il maintient l'équilibre des recettes et des dépenses de l'organisme, par un mécanisme et des lois moléculaires biologiques encore à définir et à exprimer ? On peut dire qu'il n'est pas une affection, pas une maladie, où le sang ne présente des modifications histologiques, histo-chimiques et histo-physiques particulières, spécifiques et caractéristiques de la nature de cette maladie.

Il existe tout un groupe d'affections, dont l'élément essentiel consiste dans une insuffisance de l'hématopoièse, dont le processus normal a été découvert par M. le professeur Hayem, qui, le premier, démontra irréfutablement la présence et le rôle des hématoblastes, dans la rénovation sanguine, ou génèse du globule sans noyau.

Au cours de mes études médicales, pendant mon internat, je n'ai cessé de porter mon attention sur tous les cas d'insuffisance hématopoiétique caractérisée par l'*anhémoblastie* et la réapparition du processus *de rénovation sanguine embryonnaire.*

Démontrer qu'il existe une affection nosologique, et que m'a

M. D. 1

révélé dans sa nature l'examen du sang, comme une véritable entité morbide, avec ses symptômes propres, son anatomie pathologique, sa pathogénie et sa thérapeutique, tel est le but que je me suis proposé.

Mais avant d'en aborder l'étude, qu'il me soit permis de remercier du fond du cœur, tous mes maîtres des hôpitaux, dont je ne saurais jamais assez louer la bienveillance, autant que la science et le talent.

Monsieur le Docteur Lancereaux a guidé nos premiers pas. Successivement bénévole, stagiaire et externe dans son service de la Pitié, nous avons appris auprès de lui, à observer les malades et acquis les grandes notions générales, si nécessaires aux interprétations de la clinique et de l'anatomie pathologique. C'est lui qui nous a inspiré l'amour des recherches scientifiques, combinées avec l'étude clinique, dont elles sont et resteront inséparables. Qu'il reçoive ici l'expression de notre profonde et affectueuse reconnaissance.

A Bicêtre, nous avons eu l'avantage d'être interne de M. le Docteur Deny. Auprès de lui, nous avons appris la neuropathologie et la médecine mentale. Il s'est montré pour nous, un maître aussi excellent que dévoué. Nous ne saurions trop le remercier des témoignages d'estime et d'affection qu'il nous a manifestés en maintes occasions depuis.

Auprès de M. le Docteur Cadet de Gassicourt nous avons appris la clinique médicale et la thérapeutique infantile. Nous exprimons ici à notre cher Maître, nos plus vifs remerciements.

C'est chez M. le Professeur agrégé Polaillon, chirurgien de l'hôpital de la Pitié, que nous avons passé notre année d'internat en chirurgie. Nous avons pu ainsi voir, dans son beau service, tous les cas de chirurgie clinique et connaître la technique des opérations avec les méthodes aseptiques et antiseptiques. Que notre cher Maître veuille bien recevoir l'expression de notre vive reconnaissance.

Monsieur le Docteur Brault, chef des travaux d'anatomie pathologique, à la Faculté de Médecine, a été pour nous, à la fois un maître et un ami. Non seulement nous avons appris à vaincre dans son service toutes les difficultés de la clinique, mais encore celles des techniques microscopiques et histologiques. C'est auprès de lui, dans son riche laboratoire de la Faculté, dont il nous avait donné l'accès, avec tant de libéralité, que nous avons commencé nos premières recherches. C'est donc à lui que nous devons toutes les connaissances, et toutes les notions nécessaires aux examens cliniques et histologiques, et nous lui en serons toujours profondément reconnaissant.

C'est sous l'inspiration de mon cher et savant maître, M. le Docteur Gouguenheim, qu'ont été faits nos plus nombreux et plus importants travaux. Il a guidé nos recherches dans le laboratoire de sa belle et riche clinique de Lariboisière. Si, depuis, on a accordé quelque valeur à mes travaux, c'est grâce à l'impulsion et à la générosité de mon cher et excellent Maître, qui a bien voulu les publier, et même les faire connaître à l'Etranger. Ce travail tout entier, sorti de son laboratoire, témoignera une fois de plus, j'ose l'espérer, que mon cher Maître joint à sa haute compétence en laryngologie, celle non moins grande en pathologie générale et en anatomie pathologique, qui sont la gloire de notre École Française et de notre Faculté. Il nous sera toujours doux de nous rappeler le temps trop vite écoulé près d'un maître si bon, si généreux, si rempli d'affection pour son interne reconnaissant et dévoué.

Enfin M. le Professeur Fournier, a bien voulu nous faire l'honneur de nous prendre comme élève pendant nos derniers mois d'internat. Nous ne saurons assez le remercier de son inépuisable bonté, et de l'enseignement si précis et si élevé qu'il nous a donné dans la clinique et la thérapeutique des maladies syphilitiques et cutanées. Nous regretterons toujours que notre état de santé ne nous ait pas permis de passer plus de temps auprès d'un Maître aussi précieux.

Merci, à M. le Professeur Armand Gautier ; notre regret est de n'avoir pu passer qu'une année dans son laboratoire. Merci, à Messieurs les docteurs Aud'houi, Gilbert, Lermoyez, Rémy, Mauclaire, et Pilliet, qui nous ont tous éclairé et guidé de leurs si excellents conseils.

Monsieur le Professeur Raymond, a bien voulu accepter la présidence de notre thèse. Qu'il me soit permis de le remercier de l'honneur qu'il me fait, et de la bienveillance qu'il n'a jamais cessé de me témoigner en toute occasion.

CHAPITRE I

—

Préambule

On sait que les globules sanguins du fœtus ne sont pas constitués comme les globules de l'adulte ; les premiers possédant un noyau qui n'existe pas dans les seconds. A ces deux ordres de globules correspondent deux genèses différentes, deux modes de formation et d'origine distinctes qu'on appelle processus hématopoiétique, ou hématopoièse tout simplement.

Il est en effet démontré aujourd'hui, que le globule rouge à noyau ou érythrocyte, globule fœtal, se multiplie dans le torrent circulatoire par division nucléaire, c'est-à-dire par karyokinèse. Il dérive lui-même de grands éléments cellulaires à noyaux volumineux : cellules rouges fœtales dont il nous faut rappeler ici, sommairement, le développement et l'évolution.

Au moment de l'apparition de l'aire vasculaire dans l'embryon, on voit se différencier certaines cellules en grands éléments polygonaux, possédant un noyau volumineux en karyokinèse active. L'étude histo-chimique de ces éléments par les réactifs colorants tels que l'éosine aurantia, le carmin d'indigo ou les réactifs chimiques proprement dits : la teinture de gaïac par exemple, enfin l'analyse physique spectrale, concordent à y déceler et démontrer la présence de l'hémoglobine. Ces grands éléments hémoglobinifères ne sont autre chose que les grandes cellules rouges-mères, qui, réparties en nappes régulières,vont bientôt se grouper en certains points,dès qu'apparaît l'ébauche des organes différenciés pour leurs fonctions spécifiques.

Au moment où le plan de l'organisme est définitivement établi, il se produit une division active des cellules mères, en même temps qu'une ordination, sous forme de deux cordons pleins sous-jacents aux éléments ectodermiques et mésodermiques. Ces deux cordons forment deux boyaux pleins, reposant sur l'endoderme au niveau de la tache germinative. De la tache germinative les boyaux vont bientôt pousser des prolongements qui vont rejoindre l'ébauche de la rate, le foie, le poumon et principalement les organes glandulaires lymphatiques. Bientôt, ces prolongements vont, à ce niveau, se multiplier et proliférer sur place pour constituer des amas de cellules rouges-mères, reliés entre eux par l'ébauche des premiers vaisseaux sanguins et lymphatiques. D'autre part, au moment de l'apparition de la circulation proprement dite, ces cellules rouges-mères fixées dans les organes lymphatiques et les glandes vasculaires parfaitement différenciées, vont proliférer, bourgeonner et envoyer dans le torrent circulatoire des cellules rouges-filles qui, en se divisant à leur tour, donneront naissance à un élément sphérique, pourvu de noyau, qui n'est autre chose que l'érythrocyte ou globule rouge à noyau. Tel est le processus hématopoiétique embryonnaire et fœtal. Ce n'est pas ainsi que se font la formation et la multiplication des globules sans noyau ou *globules-adultes*. C'est par l'intermédiaire des hématoblastes, découverts par M. le Professeur Hayem. A la période fœtale proprement dite, au niveau des îlots vaso-formateurs, dans le plasma de ces cellules vaso-formatrices on voit apparaître des éléments de formes variées dont les plus petits ont à peine un µ et les plus gros cinq µ . Ces éléments sont tous dépourvus de noyaux et se développent en s'entourant d'une petite auréole incolore pendant que leur centre devient sphérique et se charge d'hémoglobine en passant dans les organes lymphatiques et les glandes vasculaires sanguines où se sont accumulées, nous l'avons dit plus haut, les cellules rouges. — En croissant et en se chargeant de plus en plus d'hémoglobine, ces hématoblastes sans noyau deviennent le globule sanguin normal, globule dépourvu de noyau. — Que deviennent les cellules rouges qui autrefois étaient si actives? Elles perdent tout d'abord leur activité karyokinétique, puis changeant de formes et de constitutions moléculaires physiques et chimiques, elles deviennent cellules hépatiques, cellules spléniques, cellules lymphatiques, s'adaptent à de nouvelles fonctions parmi lesquelles, l'une, la plus intéressante, sinon la plus importante, consiste à servir de réservoir à l'hémoglobine.

En résumé, chez l'embryon ou le fœtus à 4 ou 5 mois, le sang présente des cellules rouges-filles dont le noyau est en voie de multiplication pour donner naissance aux globules rouges à noyau.

Au contraire, si on examine le sang d'un enfant à terme ou le sang d'un adulte, on ne trouvera aucun élément pourvu de noyau, mais uniquement des hématoblastes et des globules adultes sans noyau.

Si les choses se passent ainsi dans l'état physiologique il n'en est plus de même dans certains états pathologiques. Pendant mon internat à l'hôpital Tenon chez mon savant et cher maître, M. le docteur Brault, chef des travaux d'anatomie pathologique à la Faculté, j'eus l'occasion de rencontrer un cas fort curieux de leucocytémie suraiguë chez un adulte de 20 ans (1). Le globule normal sans noyau et le processus hématoblastique avaient disparu presque en totalité pour faire place au retour du processus hématopoiétique embryonnaire, c'est-à-dire, réapparition des globules rouges nucléés et des cellules rouges sanguines en karyokinèse. Bien plus, le foie, la rate et les ganglions du médiastin avaient repris leur fonctionnement avec les cellules rouges volumineuses en voie de division nucléaire par karyokinèse, cellules mères engendrant des cellules filles, libres dans le torrent circulatoire où les érythrocytes pullulaient. En certains points du foie le lobule hépatique était franchement embryonnaire, la cellule rouge hématopoiétique remplaçant la cellule hépatique normale.

D'autre part, pendant mon internat à l'Hôpital Lariboisière, dans le remarquable et si riche service de mon cher et savant maître M. le docteur Gouguenheim, je fus frappé de la présence des mêmes érythrocytes et des mêmes cellules rouges volumineuses dans les masses lymphatiques

(1) Voir *Médecine moderne* et *Gazette Hebdomadaire 1892*.

constituant l'anneau de Waldeyer : amygdales palatines bucco-pharyngées et linguales.

De plus, certains des malades, notamment les infantiles adénoïdiens et amygdaliens, ou encore les malades atteints de végétations ou d'hypertrophie amygdalienne tuberculeuse, syphilitique ou cancéreuse, présentaient dans le sang circulant une forte diminution des hématoblastes, en même temps qu'on pouvait constater un nombre plus ou moins considérable d'érythrocytes et de cellules fœtales, Et ce qui arrêta surtout mon attention sur ces faits, c'est la guérison radicale et plus ou moins rapide de certains sujets après l'ablation de leurs végétations ou de leurs amygdales. On voyait plus ou moins rapidement disparaître les globules rouges à noyau et les cellules rouges fœtales en même temps que les hématoblastes augmentaient de nombre ainsi que les globules sans noyau (globules normaux).

Je me suis demandé alors quel rapport pouvait exister, au point de vue de la fonction hématopoiétique, entre ces différents états pathologiques et physiologiques, et s'il n'y aurait pas une voie nouvelle pour l'établissement du diagnostic et du pronostic de ces diverses diathèses, et par suite une meilleure direction, un meilleur guide pour arriver à leur traitement et à leur guérison.

C'est ainsi que de nos examens cliniques associés à nos recherches anatomo-pathologiques, microscopiques et de nos examens hématologiques, nous sommes arrivé à cette idée qu'il existe une affection particulière due à une perturbation hématopoiétique et *caractérisée par la persistance* ou la *réapparition du processus hématopoiétique em-*

bryonnaire, c'est-à-dire de la *cellule rouge fœtale* et du *globule rouge à noyau*. De même qu'il existe une maladie appelée leucocytémie, affection caractérisée par une augmention considérale des globules blancs, et dite leucocytose, il existe aussi une affection caractérisée par la présence anormale de cellules rouges et de globules à noyau, *une érythrocytose* qui, selon nous, doit prendre place dans le cadre nosologique. Il y a plus : de même qu'il y a une lymphadénie aleucémique, c'est-à-dire une multiplication et une prolifération des globules blancs ou leucocytes dans une glande lymphatique ou dans la rate par exemple, sans qu'il y ait leucocytose dans le sang circulant ; de même, il y a des érythrocytoses locales, c'est-à-dire des proliférations de cellules rouges-mères, des érythrocytes dans les organes hématopoiétiques, les glandes vasculaires sanguines ou les ganglions lymphatiques, sans qu'il y ait des érythrocytes, des globules à noyau dans le sang circulant. Enfin, de même qu'il y a des leucocytoses, c'est-à-dire des augmentations du nombre des globules blancs au milieu du sang circulant, dans certaines anémies bien différentes de la leucocytémie, de même il y a des érythrocytoses secondaires dans certaines affections comme la syphilis, le cancer, la tuberculose, et surtout l'anémie pernicieuse progressive.

Ces données physiologiques et mes propres recherches m'amènent à croire fermement qu'il existe une maladie, jusqu'ici méconnue, à laquelle je donne le nom d'Erythrocytose, en raison de la présence de l'érytrocyte et du rôle physio-pathologique qu'il me semble bien lui avoir découvert. Elle a ses symptômes cliniques, son anatomie pathologique, surtout ses signes hématologiques, son pronostic et son traitement.

Cette Erythrocytose je la nommerai *essentielle* pour la distinguer des maladies ou des cas morbides, dans lesquels la présence des érythrocytes n'existe qu'à l'état accessoire ou secondaire et que nous nommerons érythrocytose *symptomatique*.

Définition

Nous disons donc que l'érythrocytose est une maladie caractérisée par la présence de l'érythrocyte (ou globule à noyau), dans le sang associé aux cellules rouges filles en activité karyokinétique.

L'érythrocytose essentielle est *congénitale* ; il y a persistance, après la naissance, du processus sanguinoformateur fœtal, et cette hématopoièse fœtale de la vie intra-utérine, se continue, et peut durer plusieurs années, voire même jusqu'à la puberté. L'érythrocyte existe dans le torrent circulatoire. Toutefois il est cortains cas où on ne le voit pas circuler dans le torrent sanguin : dans ces cas les grandes cellules-mères se trouvent comme cantonnées dans un tissu hématopoiétique délimité, tels que la rate, l'amygdale, etc. C'est toujours l'érythrocytose essentielle, mais elle est *atténuée* ou *locale*. Elle n'est pas encore devenue générale ; pourtant elle a tous les éléments pour y parvenir.

C'est de l'Erythrocytose *essentielle* que nous aurons plus particulièrement à nous occuper. Elle est bien distincte des érythrocytoses *acquises* que nous avons nommées secondaires ou symptômatiques. Ici, en effet, nous trouvons

deux facteurs pour produire l'érythrocytose : dans un premier cas, il y a pénurie des globules rouges sans noyau,
et le nombre en est insuffisant parce que les hématoblastes *ne se forment* plus, il y a *anhématoblastie.* Dans un
second cas, il y a arrêt de développement des hématoblastes ; ils se forment bien, ils sont même nombreux ;
mais leur vitalité est insuffisante pour arriver à leur état
normal et définitif, c'est-à-dire à l'état de globule adulte
(sans noyau). Il y a comme une sorte d'*aglobulie.*

Il nous semble que la persistance et la réapparition des
éléments hémapoiétiques fœtaux viennent au secours des
globules adultes et des hématoblastes en nombre insuffisant
ou même absents. Il y aurait comme une sorte de sup-
pléance en présence d'une insuffisance. Le renouvellement
des albumines vectrices de l'hémoglobine devient essentiellement vital, non par les hématoblastes exclusivement,
mais par le fait de la karykionèse, procédé essentiellement
embryonnaire.

CHAPITRE II

—

SYMPTOMES

C'est vers l'âge de 15 ans, de 12 à 20 chez les garçons, de 12 à 15 ans chez les filles, qu'éclatent dans toute leur netteté les signes caractéristiques de l'Erythrocytose essentielle. Pour mieux préciser ma pensée, je vais prendre un type général résultant et formé à l'aide des observations nombreuses et variées que j'ai eu l'occasion de prendre dans le service, tout spécial à ce sujet et si remarquable de M. le Dr Gougenheim à Lariboisière, pendant mon internat.

Aspect général. — *Habitus extérieur.* — L'aspect général du malade est frappant : anémique, cachectique mince, il est toujours oppressé, les yeux cernés, le nez pincé, le faciés allongé, déformé, le plus souvent asymétrique.

Chose bizarre, les lèvres sont toujours colorées et le teint vermeil de la muqueuse labiale contraste singulièrement avec le teint jaunâtre pseudo-cancéreux de la muqueuse conjonctivale et de la peau de la face. — Au fond, le malade n'est pas anémique dans le sens commun du mot, ce n'est pas l'anémie vulgaire, ce n'est pas non plus la teinte jaunâtre de la chlorose ; c'est plutôt une teinte cancéreuse jaune paille, mais sur un fond cramoisi ou franchement vermeil qu'elle couvre et masque dans l'intervalle des émotions, des fortes impressions psychiques.

Les muqueuses conjonctivales sont jaunâtres, d'une couleur intermédiaire entre la teinte ictérique des hépatiques et le jaune blanchâtre des chlorotiques. — Ouvre-t-on la bouche du malade, on est frappé de la pâleur de la muqueuse bucco-palato-pharyngée, sa couleur jaune sale constrastant d'une façon singulière et frappante avec cette teinte vermeille des lèvres qui cesse brusquement au niveau du repli gingival.

Les cheveux sont fins, peu abondants, il y a une véritable alopécie. — Tous les parents sont d'accord pour accuser cette chute précoce des cheveux. Chez quelques malades, ce symptôme passe inaperçu, car le cheveu garde en effet la propriété de repousser, mais toujours pour retomber après une période de croissance plus ou moins irrégulière et courte.

La peau du tronc, est d'une teinte franchement cachectique, absolument glabre, fine, doublée d'une très faible couche de tissu adipeux. Pourtant, elle n'est jamais sèche comme chez les cancéreux. — Aux extrémités, elle prend une teinte violacée, à la voûte plantaire et sur le dos de la main. — Les ongles par contre sont absolument décolorés ; l'ongle lui-même est considérablement élargi, souvent strié, transversalement, se cassant facilement tant il est peu résistant. L'extrémité de la pulpe du doigt le dépasse et le recouvre presque constamment. Cet aspect extérieur coïncide toujours avec un degré plus ou moins prononcé d'infantilisme, mais remarquable par sa netteté et ses caractères franchement accusés. — Les malades de seize ans ont la taille et les traits d'un enfant de huit à dix ans. — A dix ans le malade paraît avoir de cinq à sept ans.

Le symptôme est d'autant plus accentué que le malade est examiné à une époque plus voisine de la puberté.

Squelette. — L'examen du squelette osseux est particuliérement intéressant. Deux ordres de lésions sont constantes au milieu de toutes les variétés anatomiques qu'on peut rencontrer. Ce sont en premier lieu l'asymétrie et l'arrêt de développement de la face, et, en second lieu l'hypertrophie das extrémités osseuses qui rappelle jusqu'à un certain point, l'acromégalie de M. le professeur agrégé Marie ; principalement l'hypertrophie épiphysaire des os longs. — Malgré l'exiguité de la taille, les articulations du coude et du genou, du poignet et de la cheville sont volumineuses et aplaties ; les pieds et les mains sont énormes, l'extrémité des doigts s'élargit en spatule et s'aplatit. Les côtes et le thorax sont aplatis d'avant en arrière, tandis que le sternum, paraît former un véritable ergot de poitrine de canard, comme on dit vulgairement, ou mieux paraît bombé en carène. En realité cette proéminence anormale du sternum est plus apparente que réelle ; l'aplatissement et le rétrécissement antéro-postérieur du thorax portant surtout sur les jonctions des côtes avec les bords du sternum. On n'observe jamais le chapelet rachitique de l'enfant noué comme on dit vulgairement. Le bassin est rétréci, les épines iliaques antérieures et supérieures sont fortement convergentes en dedans. La symphyse pubienne, épaisse, volumineuse et très large se rapproche du sacrum. Les crêtes illiaques et pelviennes très accentuées, participent à cette hypertrophie osseuse, Le sacrum paraît bombé, repoussé en arrière, apparence due à la forte ensellure lombaire qu'on rencontre chez presque tous les sujets. En effet le coccyx lui-même participe à ce mouvement, et sa convexité très prononcée en arrière suit la courbe sacrée avec laquelle il se continue.

Dans un de nos cas, chez un garçon de seize ans, la courbe coccygienne était plus prononcée encore que la courbe sacrée. Elle se continuait indirectement avec cette dernière par l'intermédiaire d'une articulation dont la mobilité antéro-postérieure et latérale, était remarquable. Les os de ce coccyx étaient volumineux et la longueur de ses vertèbres, rudimentaires à l'état normal, atteignait les dimensions d'une véritable queue osseuse à extrémité inférieure recourbée en dedans et en avant. Cette mobilité coïncidait avec une hypertrophie considérable des vertèbres coccygiennes ; hypertrophie d'autant plus prononcée que les apophyses étaient plus volumineuses et plus saillantes. L'axe de la colonne rachidienne est irrégulier ; il n'y a aucune inflexion latérale ni antéro-postérieure, mais les vertèbres s'échelonnent simulant un pli de rondelles mal superposées, les bords de leur surface ne coïncidant pas. Les omoplates en ailes d'ange font saillie sous les téguments. L'espace inter-scapulaire est très profond, en forme de gouttière dont le fond est divisé en deux sillons parallèles par la crête vertébrale.

Plus importantes encore, sont les déformations du squelette céphalique qui, dans le domaine de la spécialité, ont
frappé depuis longtemps les rhinologistes. Ceux-ci ont
désigné l'ensemble de ces lésions, sous le nom de faciès
adénoïdien. Nous jugeons inutile ici, de reproduire l'excellente description qu'en a donnée M. le docteur Ruault,
dans le « Traité de Médecine », mais, un point sur lequel
nous croyons devoir insister, c'est l'interprétation inexacte
qu'en ont donnée les rhinologistes même les plus distin-
gués. Presque tous, sans exception en effet, mettent ces
déformations sur le compte de l'obstruction nasale; or,
ainsi que nous l'avons écrit en 1893, dans notre mémoire
sur les végétations adénoïdes, formulant ainsi la pathologie générale de toutes les déformations locales, c'est au
retour embryonnaire de la fonction hématopoiétique, amygdalienne ou adénoïdienne, qu'il convient d'attribuer ces
déformations. En effet, tout organe hématopoiétique ayant
conservé ou repris ses fonctions sanguino-formatrices
embryonnaires avec activité karyokinétique des cellules
rouges-mères, associe tous les tissus de la région dont il
fait partie, à l'arrêt de développement et à la viciation des
échanges nutritifs qui lui sont propres. Le retentissement
de l'organe hématopoiétique morbide sur les tissus voisins,
est d'autant plus prononcé que leur structure est plus rap-
prochée de celle du tissu lymphoïde et que leur fonction
est plus ou moins liée à la fonction hématopoiétique.
C'est ce qui nous explique la prédisposition fatale des os
voisins à subir cette influence, comme la subissent eux-
mêmes le cerveau et les séreuses.

Une des preuves les plus frappantes du fait en question

est la présence si nette de ces déformations à leur plus haut degré, chez nombre d'érythrocytiques sans aucune obstruction nasale. N'est-ce pas dire que les troubles hématopoiétiques bienplus que l'obstruction nasale, sont la cause de cet arrêt de développement osseux, qui constitue le faciès adénoïdien.

En vain, invoquera-t-on la fréquence respiratoire et la dyspnée des adénoïdiens ; l'activité des mouvements respiratoires, l'insuffisance pulmonaire, en un mot, ne sont-elles pas liées elles-mêmes à la perturbation hématopoiéque, bien plus qu'à l'obstruction des voies respiratoires supérieures.

Nous étudierons plus longuement ce sujet en traitant des formes de l'érythrocytose, et nous uous contenterons d'attirer maintenant l'attention sur cette intéressante question.

Toujours est-il qu'on peut résumer tous ces faits en disant que le *système osseux* dans l'érythrocytose *présente* un mélange bizarre d'acromégalie, d'hypertrophie osseuse des extrémités et d'infantilisme, une association d'hyperplasie lymphoïde et hématopoiétique avec un arrêt de développement généralisé.

Système génital. — Pour en finir avec l'aspect général du sujet, nous décrirons l'état du système génital.

L'arrêt de développement de ces organes se traduit chez la femme par l'aménorrhée.

A 16 ou 17 ans elles ne sont pas encore réglées. Le pubis est également glabre, les seins peu ou point développés ; les organes génitaux externes eux-mêmes présentent certaines anomalies, portant sur les grandes lèvres et la commissure supérieure. La délicatesse la plus élémentaire rend presque impossible ces recherches.

Chez les garçons on observe toujours des anomalies testiculaires remarquables. Le testicule est petit, l'épiderme est d'une finesse remarquable, les enveloppes scrotales sont d'une laxité extraordinaire, l'indolence testiculaire est si prononcée qu'elle rappelle à s'y méprendre l'indolence syphilitique. En outre, l'arrêt de développement porte sur toutes les parties du système générateur, situé au dehors de l'anneau inguinal. On peut alors constater que l'une des deux bourses, parfois les deux sont vides. Le testicule est arrêté pendant sa descente au niveau de l'anneau inguinal externe. Testicule et vaginale se trouvent alors sur le trajet du cordon testiculaire. Nous ne les avons jamais trouvés fixes ; au contraire, toujours mobiles, on peut par la pression digitale, les faire descendre en partie dans le scrotum, mais, ils ne tardent pas à quitter leur siège normal pour se placer dans le canal inguinal. Ils restent très près du pli de l'aine, au niveau de l'abouchement des veines honteuses externes dans la saphène interne ou la fémorale.

La palpation permet de constater la présence d'une vaginale distendue par un liquide qui reflue dans la cavité abdominale, tandis que le testicule descend au contraire dans le scrotum.

En quittant ce dernier pour regagner son siège anormal on voit le liquide rentrer dans l'anneau, reconstituant ainsi la pseudo-tumeur moitié ferme, moitié fluctuante qui occupe l'angle interne et supérieur du triangle de Scarpa.

Le pubis, toujours glabre est fortement bombé en avant. Le pénis, par contre, est relativement considérablement développé, contradiction singulière avec l'état rudimentaire des testicules.

Symptômes fonctionnels. — Nous abordons maintenant l'étude des symptômes fonctionnels en rapport avec les perturbations hématopoiétiques et nous commencerons par les troubles du système digestif.

Troubles digestifs. — Le système digestif tout entier, participe au déséquilibre général, ce qui ne peut surprendre puisqu'il est si remarquablement associé aux fonctions hématopoiétiques qui en dépendent étroitement.

La salive, normalement alcaline, est toujours acide dans l'érythrocytose ou d'une neutralité bien voisine de l'acidité. Elle est peu abondante ; la bouche est toujours sèche et empâtée, d'où la mastication pénible, sinon impossible. Ce signe constant, explique la préférence singulièrement marquée des malades pour les aliments liquides, et leur aversion plus ou moins complète pour les aliments solides. Nous n'avons pu déterminer la nature chimique de cette anomalie salivaire, bien que dans deux cas, l'absence totale de sulfo-cyanure ait été constatée. La sécheresse buccale s'étend au pharynx et détermine une pseudo hyperesthésie avec sensation de constriction, voire même de strangulation pendant la déglutition.

La langue est couverte constamment d'un enduit saburral, jaunâtre. Elle est très épaisse au niveau du V lingual, présentant des saillies mamelonnées, inégales au niveau des bords surtout, saillies probablement dues à l'hyperthrophie des follicules lymphoïde si nombreux dans cette région. Les amygdales hypertrophiées, présentent des taches jaunâtres, blanchâtres, laiteuses ou gris sale, entourées d'un pointillé rougeâtre, plus ou moins accentué. Ces taches lymphoïdes sont profondes et jamais superficielles ; elles ne disparaissent ni par le pinceau, ni par le lavage répété de la bouche, ou du rhinopharynx.

La face libre des amygdales est jaunâtre, sillonnée de gros vaisseaux rougeâtres, sinueux, de couleur franchement artérielle.

Nous n'avons jamais remarqué la coloration vineuse qu'on observe si fréquemment au contraire, à la partie moyenne du pharynx. Ce dernier présente une vascularisation remarquable de la muqueuse, recouverte de granulations jaunâtres, et même de pétéchies dans les cas graves.

Les déformations palatines sont constantes, la dystrophie dentaire se caractérise par l'amorphisme et les érosions ; ce sont, dès l'âge de 12 à 14 ans, des dents de vieux comme l'a dit si justement M. le professeur Fournier, mon illustre maître, écaillées, en plateau lisse, et souvent il y a carie, presque toujours symétrique. Les canines paraissent être ici le siège de prédilection de ces lésions, tandis que les molaires sont plus spécialement affectées dans la syphilis. Nous n'avons jamais rencontré la dent d'Hutchinson. On voit donc combien exacte est cette remarque de M. le professeur Fournier, dont la science d'observation et la haute expérience ont restreint l'importance de toutes les lésions dentaires signalées par Hutchinson.

La syphilis, dit-il, est la plus commune des affections déterminant ces stigmates ; mais ils n'ont pas de par eux-

mêmes une valeur pathognomonique. C'est, non un caractère spécifique, mais un appoint précieux dans le diagnostic rétrospectif de la syphilis. Et, en effet, nous voyons
communément les mêmes lésions dentaires, chez le syphilitique et chez le sujet en proie à l'érythrocytose essentielle. Les arcades dentaires, l'arcade supérieure surtout,
participent au vice de nutrition générale; cette dernière
est très courte et les alvéoles dentaires sont irrégulière-
ment disposés, chevauchant l'un sur l'autre.

Les troubles gastriques sont des plus intéressants. Chez
tous les érythrocytiques, on constate non pas de l'inappétence à proprement parler, mais plutôt une perversion de
l'appétence, perversion d'autant plus accentuée que le
malade avance en âge. Ainsi normalement, l'enfant comme
l'animal, à la cessation de l'allaitement, éprouve tout d'a-
bord le besoin du régime mixte. Le lait, presque entière
ment dépourvu de fer, ne suffit pas à soutenir les dépenses
de l'hémoglobine, à parer aux pertes de fer qui surviennent fatalement avec les premières luttes, les premières
oxydations organiques, successives et répétées.

Avec la croissance, les premiers mouvements, et surtout
avec la mise en jeu de l'appareil nerveux sensitif et
psycho-sensoriel, le besoin d'une alimentation plus riche
en fer et en soufre, se fait sentir et parfois même avec une
intensité telle, que le système intestinal de l'enfant, se
refuse à garder toute nourriture liquide, le lait principalement.

Or, non seulement cette réaction de l'appétence normale,
ne paraît pas à l'époque du sevrage, chez l'érythrocytique,
mais encore apparaît-elle à peine à 14, seize ou vingt ans.

Un de nos malades, âgé de 16 ans, n'avait jamais éprouvé le désir de manger de la viande crue ou cuite ; ce mets le dégoûtait et l'ingestion forcée, imposée par son médecin et son entourage déterminait des vomissements constants. Le bouillon lui-même n'était pas toléré ; la soupe maigre, les pommes de terre et le pain constituaient ses mets de prédilection.

Un autre de nos malades présentait cette même intolérance des aliments carnés et des aliments solides à un degré plus élevé encore : La soupe maigre seule et une faible quantité de pain rassis suffisaientt à ses plus gros, appétits.

Tous nos malades, sans exception, ont présenté ce que nous appelons perversion de l'appétence, l'opposant à l'inappétence des leucémiques, pseudo-leucémiques, et des érythrocytoses symptomatiques, cancéreuses, syphilitiques, tuberculeuses ; etc.

. Rien ne prouve mieux la relation étroite et pathogénique de cette perversion, avec la perturbation hématopoiétique embryonnaire, que sa disparition brusque ou progressive sous l'influence de la fonction hématopoiétique, normale, ou hématoblastique.

Avec les hématoblastes apparaissent non seulement la faim et le désir des aliments carnés, peu cuits, mais encore le besoin d'une alimentation variée riche en albunine, soufre et fer.

Avec les globules adultes sans noyau, l'appétit redevient normal, insatiable d'une alimentation mixte, viande, légumes, farineux qui s'impose aux malades. — On voit donc que cette perversion de l'appétence est chez l'érythrocytique, une perpétuation de l'état embryonnaire et fœtal. Embyron et fœtus par son sang, le sujet re.te embryon dans ses oxydations, ses appétits et sa nutrition : En état d'équilibre, instable, il est perpétuellement détruit par toutes les conditions habituelles de la vie extra utérine.

L'irrégularité des repas, la mauvaise qualité des aliments, déterminent des troubles gastriques graves dont les caractères sont encore tout particuliers.

La digestion devient lente et pénible avec sensation de poids et de barre épigastrique, mais sans pyrosis, sans douleur aiguë, sans retentissement scapulaire ou dorsal. — L'estomac distendu par les gaz se dilate. — Ainsi se développe une dilatation stomacale secondaire à l'érythrocytose ; dilatation trompeuse, car en la considérant comme primitive, le médecin s'égarerait laissant dans l'ombre la lésion fondamentale, la perturbation embryonnaire hématopoiétique, cause première de cette dilatation.

Cette erreur est d'autant plus facile à se produire, que les malades attirent le plus souvent sur les symptômes de la dilatation, l'attention du médecin, qui se contente de cette tout excusable interprétation, perdant de vue les signe érytrocytiques.

Les éructations souvent fétides, le ballonnement épigastrique, le clapotement, le tympanisme, le gargouillement sous-ombilical, sont assez prononcés parfois pour que la ressemblance avec la dilatation primitive de M. le professeur Bouchard soit complète,

Les parents vont alors chez un des spécialistes de l'estomac, puis chez un autre. Les acides, puis les alcalins, le lavage, la ceinture épigastrique, tout l'arsenal thérapeu-

tique stomacal échoue. D'autres fois cette dilatation détermine des points de côté, une toux quinteuse, avec palpitations nocturnes survenant après le repas. — Considérés
alors comme cardiaques ou pulmonaires on envoie ces
malades dans le Midi ou aux eaux sans aucun succès,

Plus heureux sont ceux qui, pour leur quinte de toux
gutturale et laryngée, ou leur obstruction nasale, vont
chez un spécialiste compétent, possédant en même temps
que les connaissances spéciales, la pathologie générale de
ces affections.

L'examen du rhinopharynx, des amygdales, suivi d'un
examen du sang, fera bientôt reconnaître la nature de la
maladie.

L'ablation des organes hypertrophiés, suivie de l'insti-
tution d'un traitement opportun, permet en suivant le
malade de constater, par des examens du sang répétés le
rétablissement plus ou moins rapide de l'hématopoièse
hématoblastique, et en même temps de l'état général.

Mais revenons aux troubles dyspeptiques ; on voit se
produire des vomissements sous la même influence, ag-
gravant encore l'arrêt de développement en amenant une
désassimilation rapide. Cette dyspepsie stomacale s'accompagne d'une dyspepsie intestinale qui en est la con-
séquence. Les fermentations stomacales, continuent dans
l'intestin, dont la réaction devient fortement acide.
L'acide sulfhydrique devient alors très abondant et pré-
cipite le peu de fer contenu dans la bile du suc intestinal,
reste de la désassimilation de la destruction de l'hémoglobine dans l'organisme. Le ballonnement abdominal,
les coliques sourdes, un aspect de ventre de batra-

cien, rappelant l'entéroptose de Glénard, en sont les conséquences et la manifestation extérieure. Cette perversion des fonctions intestinales se traduit par une constipation plus ou moins opiniâtre, durant de quatre à huit jours, suivie d'une ou deux selles ovillaires, noirâtres, de teinte mélanique. Cet état habituel, presque caractéristique, est interrompu par des crises diarrhéiformes avec selles presque liquides, parfois hémorrhagiques, horriblement fétides au début. Ces selles peu nombreuses et peu abondantes se produisent à la suite d'excès alimentaires et résultent des auto-intoxications consécutives aux ptomaïnes d'origine gastrique et intestinale.

Toutes ces fermentations constituent en effet une véritable usine de ferments bactériens et organiques, de ptomaïnes et de toxines dont l'absorption continuelle entretient l'acidité sanguine, cause de la destruction globulaire et de la désassimilation organique exagérée.

Les premiers effets de cette désassimilation portent sur le foie et le rein principalement.

Le foie. — Il déborde très légèrement les fausses côtes de un à deux travers de doigt au plus. Les contours et la consistance de l'organe sont normaux. La percussion et la palpation ne sont pas douloureuses ; tout au plus rencontre-t-on chez quelques malades, une sensation de pesanteur dans tout l'hypocondre droit ; mais tous ces phénomènes ne se produisent qu'après les repas et surtout vers la troisième ou quatrième heure qui suit l'ingestion des aliments.

Cette période est donc celle où précisément la cellule hépatique est en pleine activité. principalement pour éliminer le fer du sang ainsi que l'a démontré M. Dastre (*De l'élimination du fer par la bile* (Dastre). *Archives de physiologie*, 1891, page 136).

On pourrait donc dire que l'hypertrophie hépatique, érythrocytique, est essentiellement biliaire, sorte de crise hémoglobique caractérisée par une augmentation du volume du foie momentanément.

Le fer inutilisé ou le fer encore utilisable provenant de la destruction globulaire commencée dans la rate et continuée dans le foie, se déverse dans l'intestin, au moment le plus favorable de la combinaison qui se produit dans le chyle et dans les peptones,sous forme d'albuminate soluble et absorbable.

. L'examen chimique des urines semble justifier l'interprétation physiologique de ces phénomènes de désassimilation rapide et fatale des albumines sanguines et de l'hémoglobine ainsi que des efforts de la nature pour maintenir le fer dans l'organisme par une suractivité fonctionnelle de la cellule hépatique. En effet, l'élimination du fer se fait par l'intestin et par le rein. Les urines de nos malades devaient donc, selon plus de vraisemblance, être des urines essentiellement hépatiques. Or, l'événement nous a donné raison.

Des produits de désintégration globulaire, albuminohémoglobique se retrouvent dans les urines de tous nos malades.

Il va sans dire que dans ces recherches on devra se mettre à l'abri de toutes les causes d'erreur en employant des méthodes physico-chimiques convergentes. On se placera dans des conditions rigoureusement identiques d'observation et d'analyse.

La spectroscopie, la polarimétrie, l'analyse microscopique et histo-chimique, enfin les réactions chimiques devront, toutes réunies, donner un résultat final identique.

Les données de cette méthode convergente et précise, pratiquée consciencieusement, sont d'autant plus précieuses, qu'elles confirment le diagnostic clinique et anatomo-pathologique, et donnent des indications pronostiques et thérapeutiques. Ainsi faite, l'analyse des urines érythrocytiques nous montre :

I. Une destruction, ou plutôt une désassimilation des matières albuminoïdes.

II. La présence de la bilirubine et de l'urobuline, témoignage de la destruction hémoglobique.

III. La présence d'hémoglobine et d'hématine, ainsi que le spectre de la méthémoglobine combiné à celui des pigments biliaires.

IV. Des peptones en quantité considérable, associées à de la globuline.

V. Une déperdition du soufre et du phosphore caractérisée par l'augmentation des sulfates et des phosphates.

VI. Une augmentation d'acide urique.

VII. Enfin, une diminution prodigieuse du taux de l'urée.

En un mot, les urines ont un caractère essentiellement hépatique, et nous montrent la viciation de la fonction biliaire, sous forme d'une véritable désassimilation globulaire, portant sur les albumines tout comme sur le soufre et le fer de la molécule hémoglobine.

Nous n'avons jamais observé de lésions rénales en rapport avec l'érythrocytose. La quantité des urines, est plutôt augmentée. D'un jaune chrôme à la lumière transmise, elles sont limpides avec une légère fluorescence verdâtre à la lumière réfléchie. Leur réaction est franchement acide.

Le sulfate de magnésie et la chaleur, après neutralisation préalable, y déterminent un précipité abondant.

Le réactif de Millon, les troublent et les colorent en rose. Les deux réactifs de Tanret, picrique et mercuriels iodo-ioduré, les précipitent abondamment. Le précipité albuminoïde est associé à une faible quantité d'alcaloïdes et de ptomaïnes, dans les urines du soir surtout. Les peptones se montrent très abondantes surtout dans les urines recueillies deux heures après le repas. La sérine ne s'y rencontre jamais : mais on trouve dans les moments de poussées fébriles que nous étudierons plus loin, une albumine particulière, qu'il serait intéressant de déterminer, et dont les caractères se rapprochent pour ne pas dire se confondent, avec ceux de l'albumine éclamptique des femmes enceintes.

Les urines contiennent toujours une forte quantité de xanthine, de leucine et de tyrosine. La présence constante des cristaux d'indigo, dans le dépôt naturel ou le dépôt obtenu par rapide évaporation de l'urine, est l'indice des troubles gastro-intestinaux observés chez ces malades. En outre, on rencontre dans les urines une proportion considérable d'éthers, d'acides sulfo-conjugués et d'oxacides-uréides. Jamais on ne trouve d'éléments cellulaires de provenance rénale ; mais en revanche, on constate dans tous les cas sans exception de la polyurie ou de la pollakyurie diurne.

Troubles des fonctions de la peau et sécrétoires. — Après les troubles rénaux, nous placerons en raison de leur importance, les troubles sécrétoires, tant de la peau que du nez.

Les malades présentent tous une sorte de coryza, sorte de coryza sec si l'on peut dire. Ce n'est plus une hypersécrétion continuelle d'un liquide aqueux comme chez les scrofuleux ; mais une hypersécrétion de membranes ou d'exsudats concrets, analogues à ceux qui occupent les cryptes et la surface des amygdales. Le malade se mouche toujours par la gorge, envahie par ses exsudats, et l'on pourrait dire que c'est là un des signes les plus caractéristiques pour le diagnostic de la scrofule avec l'érythrocytose.

La sécrétion sudorale est diminuée ; les malades en majorité, disent qu'ils ne transpirent jamais. En les pressant de questions on apprend néanmoins que, si leur affirmation est vraie pendant le jour, elle est inexacte pendant les nuits où les malades se réveillent en sueur, au milieu de cauchemars le plus souvent.

Cette hyposécrétion sudorale, l'absence de sécrétion des glandes sébacées concordent avec l'état glabre et la sécheresse de peau si caractéristique de la maladie.

En revanche, nombreux sont les désordres cutanés de nature érosive ou éruptive. Ils nous ont paru d'autant plus intéressants à signaler qu'ils semblent devoir apporter leur contingent à l'interprétation si délicate, si difficile et incomplète encore de la pathologie générale cutanée.

On peut distinguer trois ordres de manifestations cutanées : Les uns, tout d'abord, sont en relation avec la désassimilation et la désintégration de l'hémoglobine combinée à ses albumines. Ils sont liés en un mot à l'instabilité de cette combinaison, hémoglobine et albumine.

La vulnérabilité des érytbrocytes dans les domaines capillaires cutanés, exposés aux traumatismes incessants, aux irritations mécaniques et chimiques de toutes sortes, et aux variations de température, explique ces accidents variés avec la cause pathogène et surtout avec la nature de l'érythrocytose (albuminhémie ou hémoglobinhémie). Sous la moindre influence, agent mécanique ou toxique, radiations lumineuses, vésicatoires, sinapismes, on voit se produire des érosions, des papules, des macules, des erythèmes.

Le plus fréquemment, ce sont des taches pigmentaires dont la couleur varie avec la richesse en fer et la nature chimique des pigments.

Cette infiltration cutanée persiste souvent, et devient indélébile. Aux membres inférieurs, il n'est pas rare de rencontrer des plaques de xanthème et des éruptions de xanthélasma.

La couleur jaunâtre des amygdales, les plaques jaunes de la muqueuse pharyngée et gingivale seraient d'après nous de véritables xanthèmes. Au niveau de la région rétro-auriculaire, sur le tronc et sur la face, on observe soit des petits nœvi pigmentaires, soit des taches mélanodermiques ; mais ce que l'on observe surtout de 15 à 25 ans, ce sont des taches de vitiligo et de leucodermie.

Tous ces accidents cutanés sont liés à la destruction de la combinaison albumino-hémoglobique, à l'altération consécutive des pigments sanguins.

Un second ordre d'accidents cutanés est dû à la rupture des vaisseaux néoformés ou existant et à la transsudation à travers les parois vasculaires, des pigments dérivant de l'hémoglobine.

Ces accidents consistent en taches de purpura et en hématidrose. Souvent ces éruptions purpuriques se produisent après les interventions chirurgicales et coïncident avec la poussée hématoblastique normale, indice de la guérison certaine. Il est à noter que ces éruptions purpuriques surviennent après l'ingestion des aliments mal digérés; en même temps qu'il se produit une recrudescence des troubles digestifs signalés plus haut.

Plus rarement on voit apparaître au niveau de la région auriculaire et cervicale, un hémato-lymphangiome ou une kéloïde, dont la marche et le développement suivent le cours de l'érythrocytose.

Ce n'est pas tout. Nous trouvons encore des troubles cutanés, de nature sensiblement nerveuse et consistant en spasmes vaso-moteurs, troubles vaso-moteurs, troubles trophiques, et enfin troubles sensitivo-sensoriels.

Les mains sont violacées au niveau de la face dorsale et de l'extrémité des doigts. Les pieds et les malléoles sont toujours froids et bleuâtres.

Les engelures et les spasmes vaso-moteurs, ainsi que l'asphyxie locale des extrémités, sont très fréquentes.

Dans cette dernière manifestation les douleurs surviennent brusquement quelque temps après le repas, et souvent la nuit au lit. Elles débutent par le phénomène du doigt mort, l'engourdissement, puis le fourmillement avec perte complète de la sensibilité. Puis la teinte violacée apparaît et le doigt prend une couleur cyanique à laquelle succèdent une pâleur livide et un état cadavérique.

Tout se borne à ces phénomènes; jamais on ne voit se produire la gangrène et les cicatrices consécutives. Un phénomène constant est l'accès érythromélalgique.

A la suite des repas ou d'émotion, les mains, les pieds et parfois les oreilles deviennent chauds et rouges. Les veines se dilatent ; toute la peau de la région semble tuméfiée, le malade accuse une douleur légère et sourde avec cuisson prurigineuse, douleur qui augmente avec les mouvements et le contact des corps froids. Ces accès sont courts, leur durée étant d'une heure en moyenne.

Symptômes pulmonaires. — Parmi les troubles respiratoires que nous allons étudier, nous insisterons surtout sur la dyspnée qui est constante dans toutes les formes d'érythrocytose. Elle se manifeste à tout moment, la nuit surtout, où les mouvements respiratoires bruyants se succèdent avec une rapidité étonnante. L'expiration est plus longue que l'inspiration. Le décubitus dorsal est impossible pour les malades qui lui préfèrent la position demi assise ou parfois le décubitus latéral le corps étant courbé en chien de fusil.

La respiration se fait suivant le mécanisme cervicodorso-scapulaire. Le trapèze, les scalènes et l'omoplatohyoïdien en font les frais surtout. La base du thorax reste pour ainsi dire immobile, les fausses côtes étant à

peine soulevées, et leur mouvement normal étant imper-
ceptible (écartement et projection de la côte en avant).
L'abdomen fixe maintient la base du thorax, tandis que le
diaphragme semble à peu près immobile et indifférent à
tout mouvement respiratoire.

La dyspnée augmente au moment de la digestion intestinale, ou plûtôt à la fin de cette période, c'est-à-dire
pendant la réplétion du canal thoracique. A ce moment
des palpitations avec arythmie cardiaque se produisent ;
une douleur sourde et constante au repos, mais pseudo-
angineuse et pongitive au moindre mouvement, s'ajoutent
encore à la dyspnée. — Le malade est obligé de rester
assis, morne et silencieux à tout ce qui l'entoure. Tout
mouvement, tout travail physique ou cérébral devient fatigue à cette période, par suite de cette dyspnée et de cette
sensation d'étouffement qui arrête tout jeu, toute distrac-
tion, comme tout travail.

A l'auscultation on constate une diminution du murmure vésiculaire à la base du thorax, une inspiration rude
aux deux sommets, enfin une expiration prolongée.

En appliquant le stéthoscope sur le deuxième espace
intercostal, près du sternum ou dans la région intersca-
pulaire, on perçoit un souffle trachéo-bronchique, tubaire,
à timbre presque musical. La palpation ne donne rien de
particulier, la percussion nous montre une sonorité normale à la base comme aux parties moyennes du poumon ;
mais aux deux sommets elle fournit une matité presque
absolue rappelant celle des tuberculeux. La matité est
plus accentuée à droite qu'à gauche, elle est également
plus étendue.

On voit combien ces signes ressemblent à s'y méprendre à ceux de la tuberculose dans sa première et sa seconde période. Il est donc logique en l'absence de toute bacillose de songer à un rapport physiologique et physio-pathologique entre l'hématopoïèse normale pathologique et l'état du tissu pulmonaire. L'arrivée de la lymphe et du chyle qui ont pris naissance dans les ramifications de l'intestin grêle, cette arrivée, disons-nous, dans les tissus où se dégage tout l'acide carbonique du sang et où ce dernier acquiert son alcalinité maxima, sont des conditions éminemment favorables à la combinaison de l'hémoglobine oxygénée avec les albumines globulaires et hématoblastiques. Ce fait nous paraît digne d'attirer l'attention en prouvant que le travail pulmonaire est plus complexe qu'on ne suppose et l'enseigne aujourd'hui.

Nous espérons démontrer plus tard que le poumon est en effet l'organe formateur des hématoblastes par excellence.

Troubles circulatoires. — Nous voici arrivés maintenant aux désordres de la circulation qui, à notre avis, sont les plus importants.

Ces désordres sont fonctionnels, généraux et locaux, et en second lieu hématologiques.

Les désordres fonctionnels généraux consistent en modification de la température, fièvre et modifications du pouls.

Dans la majorité des cas, l'érythrocytose n'est pas une affection pyrétique, car la température axillaire comme celle de la surface cutanée, reste normale le plus souvent.

Néanmoins, elle n'est pas une affection apyrétique et chronique, car elle évolue par poussées fébriles, successives, irrégulières dans leur apparition, mais relativement fréquentes ; de plus, la température centrale prise dans le rectum ou le vagin, ou bien encore dans la bouche, en ayant soin de placer le thermomètre sous la langue, très en arrière, aux confins de l'amygdale, atteint 38° 5 et même 39°.

Dans certains cas pourtant on voit se produire à certaines périodes saisonnières, en mars et avril, et en octobre et novembre, des accès de fièvre simulant absolument des accès de fièvre intermittente et paludique.

Dans ces cas, les accès revêtent le type tierce ou le type quarte. Ces accès coïncident avec une désassimilation très active, et la multiplication des éléments hémoglobinifères nucléés Dans les formes ordinaires, il faut au contraire rechercher l'hyperthermie centrale, absolument comme on pratiquera l'examen hématologique pour trouver l'érytrhocyte.

Au moment de ces poussées hyperthermiques, le malade éprouve une sensation uniforme et générale de froid, recherche la chaleur, le feu, et se couvre de vêtements chauds ; rien n'arrive même à réchauffer les extrémités du malade qui éprouve une sensation de chaleur céphalique avec bourdonnements d'oreilles, battements dans les tempes, sans rougeur ni céphalée toutefois.

Un symptôme fréquent met sur la voie du diagnostic de cette poussée fébrile ; c'est le battement des carotides, battement fréquent accompagné de la dilatation et du battement des jugulaires.

En appliquant le stéthoscope à la partie moyenne de la région mastoïdienne, on entend un soufle rude systolique artériel, suivi d'un souffie plus doux et soutenu, murmure continu. Ce murmure augmente d'intensité à chaque expiration et devient presque vibrant si l'on commande au malade de cesser tout mouvement respiratoire.

Le souffle systolique augmente à mesure que l'on s'approche du thorax où il acquiert son maximum d'intensité au sommet du triangle de matité de Bouillaud ; c'est-à-dire dans le dernier espace intercostal gauche près du rebord supérieur de la troisième côte, dans l'angle formé par l'articulation de cette dernière avec le bord gauche du sternum.

Comme les souffles anémiques, ce souffle diminue dans le décubitus assis, le tronc étant légèrement penché en avant. Il succède immédiatement au claquement des valvules sygmoïdes pulmonaires ; il est important de connaître ce moment précis d'apparition du souffle pour ne pas le confondre avec celui du retrécissement pulmonaire (antérieur) ou de l'insuffisance pulmonaire (concomitant).

A l'auscultation du cœur, tous les bruits sont claqués, secs, très rapprochés de l'oreille, avec éclat métallique. Le petit silence est écourté et au premier bruit systolique succède un claquement dédoublé, véritable bruit de rappel rappelant le signe de Potain dans le rétrécissement mitral.

La présence du murmure cervico-thoracique, l'absence de tout bruit, souffle, claquement, roulement systolique perçus en arrière, dans l'espace inter-scapulaire au niveau de la quatrième vertèbre dorsale permettra d'éviter la confusion de ces bruits anormaux avec les bruits caractéristiques d'une lésion organique mitrale. En somme, le muscle cardiaque, est bien nourri et conserve toute son énergie, d'où les battements secs et vigoureux dont le nombre est toujours supérieur à la normale.

Les artères à type musculaire subissent la même influence Aussi dès qu'on tâte le pouls chez ces pseudo-cachectiques ces débilités, ces infantiles, est-on frappé de la contradiction qu'offre cet examen avec l'aspect extérieur des malades. Le doigt est soulevé avec force, le pouls est vigoureux, mais rapide, bref et comme saccadé. Sauf dans la dernière période, le pouls n'est jamais dicrote comme dans les anémies vulgaires. Le pouls de l'érythrocytose est fréquent, dur, résistant et ample, presque toujours régulier, tandis que le pouls des anémies vulgaires est ample, mou, dépressible, irrégulier et dicrote. Ces caractères du pouls sont d'autant plus importants que, dès qu'il prend le caractère du pouls anémique, le pronostic s'assombrit, et, en outre, le pouls devient le meilleur moyen d'appréciation pour les effets thérapeutiques, par le retour progressif soit à l'état que nous venons de signaler, soit à l'état normal. Tels sont les phénomènes généraux pathologiques de la circulation chez les érytrocytiques.

Nous mentionnerons en passant les troubles locaux qui consistent en congestion, en anémie locale, enfin en hémorrhagie. Nous avons déjà parlé des congestions de nature érythromélalgique, nous n'y reviendrons pas ; il en est de même des congestions passives qui se localisent par ordre de fréquence aux extrémités digitales du pied et de la main, à la voûte plantaire et sur le dos de la main Ces régions sont violacées et livides, en même temps qu'elles présentent une pseudo-anesthésie très nette. Le nez, les conjonctives, le rhinopharynx sont presque toujours le siège de stases veineuses, qu'il y ait ou non lésion nasale, amygdalienne ou linguale,

Les congestions viscérales se produisent généralement pendant les deux heures qui suivent le repas, ou encore à la suite d'excès de surmenage physique et intellectuel. Elles sont analogues aux congestions hépatiques dont nous avons déjà parlé plus haut. Un des modes les plus fréquents de congestions est la congestion splénique.

L'hypocondre et le flanc gauches présentent dans les cas de congestions accentuées une voussure prononcée. L'espace de Traube donne à la percussion un croissant irrégulier de matité échancré ou brusquement sectionné à son extrémité gauche et postérieure. La matité splénique se poursuit jusqu'à trois centimètres des crêtes iliaques en bas, et atteint en haut la ligne transversale mammaire.

Cette région est douloureuse. La douleur est aiguë si elle est provoquée par la percussion ou la pression digitale. Si, au contraire, elle est spontanée, elle se manifeste sous forme de pesanteur et de constriction. La consistance de l'organe est ferme, jamais il n'y a d'adhérence péritonéale.

La variation de la matité d'un moment à l'autre, l'apparition de la douleur au moment précis des heures qui suivent le repas, permettent d'éviter une grossière erreur de diagnostic avec la lymphadénie splénique, la leucocytémie, la splénomégalie primitive, ou encore avec une affection hépatique au début.

Les hémorrhagies constituent une manifestation des plus importantes de l'érythrocytose. Tantôt spontanées sans cause apparente, elles sont d'autrefois provoquées accidentellement par des causes diverses.

Les épistaxis, les mélænas, les tâches purpuriques cutanées sont remarquables par leur abondance et leur ténacité. Le sang est toujours rutilant, rouge et vermeil; il est en effet toujours très riche en oxygène, présentant les bandes caractéristiques de l'oxyhémoglobine à l'examen spectroscopique.

A côté des symptômes hémorrhagiques nous devons mentionner l'hémoglobinurie qui apparaît sous l'influence des refroidissements, ou à la suite de surmenage physique principalement.

Dans l'érythrocytose grave, ces hémoglobinuries sont la règle, ces crises surviennent toujours dans les deux premières heures qui suivent l'ingestion des aliments, et les urines présentent toujours au spectroscope, les bandes d'absorption de l'hémoglobine réduite, ou de la méthémoglobine; cette dernière étant plus spécialement caractéristique dans les urines du soir et de la nuit.

Examen du sang. — Nous arrivons aux désordres les plus remarquables et les plus caractéristiques, sinon spécifiques de l'érythrocytose, et c'est par l'examen du sang que nous les constatons. Cet examen comporte : 1° L'examen spectroscopique et physico-chimique du sang ; 2° l'examen du sang à l'état humide ; 3° l'examen du sang sec, fixé et coloré.

I. Examen spectroscopique. — Cet examen permet de reconnaître sous quelle forme l'hémoglobine est combinée au stroma globulaire : oxyhémoglobine, hémoglobine réduite, méthémoglobine acide ou alcaline.

Il est rigoureusement nécessaire tout d'abord d'observer le sang sous une épaisseur identique et constante, en couches minces et uniformes. Dans ce but, il est avantageux croyons-nous d'adopter la cellule compte-globules de l'appareil Thomas Zeiss. On peut ainsi établir du même coup le nombre de globules et leur propriété spectroscopique.

Nous rappellerons qu'étant donné un spectre d'absorption, nous ne pouvons conclure à la nature physique ou chimique des corps, qu'en rapportant ces bandes d'absorption à des longueurs d'onde déterminée. Cette manœuvre est singulièrement facilitée par le micro-spectroscope d'Abbe, qui possède deux prismes, dont un de comparaison, juxtaposés et régulièrement identiques.

L'image d'une échelle graduée en longueurs d'onde est projetée sur le spectre à examiner, grâce à un mécanisme simple et rapide, on obtient aisément le parallélisme des raies spectrales et de l'échelle graduée dont les divisions correspondant aux longueurs d'onde, sont ramenées au point précis des raies spectrales, quelle que soit la longueur ou la largeur de la fente spectroscopique.

La raie D ou raie du sodium devra exactement coïncider avec la division 589 de l'échelle micrométrique.

La raie F, de même, se trouvera à la division 450. Avec ces points de comparaison on peut déterminer la position exacte des bandes d'absorption qui ne variera qu'avec la qualité, c'est-à-dire la nature de l'hémoglobine ou des pigments contenus dans un même volume de sang examiné sous une épaisseur toujours identique.

II. Examen du sang humide. Si l'on examine le sang fraîchement recueilli *et encore humide*, on est frappé dès le premier coup d'œil de l'absence presque totale des hématoblastes comme des globules rouges adultes sans noyau.

Les seuls éléments à hémoglobine que l'on rencontre sont entourés d'une auréole blanchâtre. Leurs contours sont *flous*, et ils possèdent un noyau à double contour, parfois central, mais le plus souvent légèrement excentrique.

On constate en outre un phénomène de première importance au point de vue pathologique. On sait que normalement, en effet, les globules circulent avec des mouvements actifs dans la préparation, et finissent par s'amasser en piles nombreuses qni se fixent dans des points déterminés reliés entre eux par des réseaux de fibrine. Dans l'érythrocytose au contraire les mouvements sont peu actifs, les éléments paraissent particulièrement visqueux et adhérents sur place. Les globules à noyau roulent les uns sur les autres pour se fixer et s'établir bientôt isolément. L'ensemble constitue une mosaïque à points plus ou moins serrés. Sur la préparation on voit en outre certains éléments chargés d'hémoglobine, plus grands, plus volumineux, qui tendent à se resserrer, ou bien à devenir un centre d'attraction pour tous les éléments voisins. A un fort grossissement, ces derniers éléments se présentent sous forme d'une masse protoplasmique, riche en hémoglobine, polynucléée, analogue en tous points aux cellules décrites par Malassez dans la moelle osseuse ou la rate.

Si l'on continue l'observation, on attend en vain la formation du réseau fibrineux normal. On voit seulement partir des éléments polynucléés qui ne sont autre chose que des cellules rouges-filles, des prolongements épais, larges, courts et sinueux, d'où partent en tous sens de courtes ramifications. Tout se borne là et si la dessiccation vient, cette ébauche fibrineuse se ratatine sous les formes les plus bizarres.

Les leucocytes sont très rares ; on ne trouve en moyenne qn'une sur trois préparations contenant un ou deux globules blancs de la deuxième ou troisième variété de M. Hayem.

Dans l'érytrocythose pure, ils ne contiennent jamais de granulations éosinophiles, mais uniquement des pigments et de l'hématoïdine de Robin.

III. Examen du sang sec. — L'examen des préparations sèches et bien fixées, colorées selon des techniques convergentes, est d'autant plus important que seules, les réactions histo-chimiques permettent d'établir la nature des éléments sanguins hémoglobinifères et de les différencier des leucocytes.

Les préparations colorées et différenciées devront être montées dans les liquides conservateurs suivants ; glycérine iodée, glycérine au chlorure de zinc (dont l'indice de réfraction est bien inférieur à celui du baume de Canada), enfin, baume de Canada et résine Dammar.

Parmi les matières colorantes nous mentionnerons l'eosine aurantia qui colore en rouge brique caractéristique, le stroma globulaire combiné à l'hémoglobine. Le carmin d'Indigo, le bleu de Quinoléine, colore ce même stroma en vert pomme, spécifique de l'hémoglobine ; le picro-carmin, suivi du bleu d'aniline, le colore en vert jaunâtre spectral. La teinture de Gaïac suivie d'un passage à l'essence de térébenthine, colore ce même stroma combiné à l'hémoglobine après exposition aux radiations solaires, en violet indigo avec une auréole bleue caractéristique. Aucun de ces réactifs n'atteint la granulation éosinophile que seule l'éosine de Renaut et la fuschine colorent en rouge vif.

L'hématoxyline d'Ehrlich, le vert de Méthyle, selon notre technique personnelle, colorent uniquement les noyaux. L'hématoxyline agit principalement sur la nucléine ; et le vert de méthyle sur la chromatine. Nous ne saurions trop le répéter, ce dernier réactif est le réactif par excellence de karyokinèse.

Après l'application de ces réactifs on examinera la préparation à fort grossissement, en employant de préférence un système apochromatique et l'objectif à correction de Zeiss, on constatera alors ce qui suit :

I. Tous les éléments contenant de l'hématoglobine sont nucléés.

II. Tous ces noyaux se multiplient par division indirecte sans exception.

III. La richesse hémoglobique du stroma et l'activité karyokinétique du noyau sont en proportion inverse.

IV. Les grands éléments polynucléés sont des cellules rouges de deux espèces distinctes ; A : cellules rouges-mères ou mégaloblastes de Malassez ; B : cellules-filles ou hématoblastes nucléés, d'où naissent eux-mêmes les érytrhocytes, globules rouges à noyau.

V. Les leucocytes sont rares et ne contiennent jamais d'hémoglobine, mais seulement des éléments dérivés de cette dernière, produits de sa désintégration moléculaire. Le noyau des leucocytes n'est jamais en karyokinèse ; il se multiplie par division directe.

VI. Les hématoblastes ou globules adultes, font entièrement défaut, ou du moins se trouvent dans la proportion de 2 à 5 par préparation.

Variétés. — Si on examine le sang des érythrocytiques essentiels, en faisant l'énumération respective de chacun des éléments cellulaires érythrocytiques, cellules rouges-mères, filles, érythrocytes, on peut établir trois variétés qui ont une réelle importance au point de vue clinique, surtout au point de vue du pronostic.

1° Une première variété peut être appelée *érythro-cytose pure*, on n'y trouve en effet que des érythrocytes ou globules à noyau : on ne constate aucune cellule rouge sur les préparations.

2° Une deuxième variété se caractérise par des proportions égales de cellules rouges - filles, hématoblastes nucléées et d'érythrocytes.

3° Enfin une troisième et dernière variété comprend l'érytrocytose à grandes cellules polynucléées avec cellules rouges-filles dont le nombre prédomine sur les érythrocytes.

Si on les compare entre elles, on constate que la richesse hémoglobinique décroît de la première à la troisième.

L'érythrocytose à grandes cellules rouges polynucléées et à cellules rouges-filles est très pauvre en hémoglobine.

C'est la seule qui présente des *granulations* provenant de la décomposition et de la désagrégation moléculaires de l'hémoglobine au sein de l'organisme.

La dernière variété n'est qu'un degré plus avancé de la seconde, et la seconde qu'un degré plus avancé de la première.

Dans l'érythrocytose pure, il y a persistance en un point hématopoiétique de l'organisme de l'hématopoièse embryonaire, et les érythrocytes continuent à se multiplier dans le sang. La combinaison d'albumine et d'hémoglobine étant relativement stable, permet les oxydations sans perte trop marquée d'hémoglobine. Tous les efforts de l'organisme se bornent à maintenir un certain équilibre entre les dépenses et les recettes, si une bonne hygiène, physique et morale, vient au secours du sujet.

Dans la seconde variété, les efforts de l'organisme sont devenus insuffisants. La stabilité dans la combinaison d'albumine et de l'hémoglobine à fait défaut ; l'érythrocyte a perdu de sa vitalité ; il est devenu insuffisant en nombre et qualité, et la cellule rouge apparaît dans le sang.

Dans la troisième variété la désassimilation albuminoïde est encore plus active. C'est la grande cellule rouge polynuclée dernière ressource de l'hématopoièse qui fait son apparition dans le sang. Le torrent circulatoire redevient ainsi un véritable réservoir embryonnaire de cellules rouges.

Et ce n'est pas une vue de l'esprit qui me conduit à ces interprétations. Elles s'accordent avec l'examen des urines et avec l'examen spectroscopique du sang.

Dans l'érythrocytose pure, nous ne voyons ni perte d'hémoglobine, ni perte d'albumine ; ou du moins les pertes d'hémoglobine ne se traduisent que par de faibles traces d'hémoglobinurie.

A l'examen spectroscopique, on trouve le spectre pur de l'oxyhémoglobine dont les bandes ont leur largeur et leur étendue normales.

Dans la seconde forme, nous observons des pertes considérables tant de l'hémoglobine que de ses éléments, soufre et fer.

On trouve une grande perte de peptones et de la globulinurie. A l'examen spectroscopique, nous trouvons le spectre de l'hémoglobine réduite associé au spectre de la bilirubine, dont les bandes sont très étroites et à peine accentuées.

Dans la troisième forme, nous avons une destruction rapide de l'hémoglobine avec peptonurie et globulinurie abondantes. Les urines contiennent même de l'hématine et de l'hématoïdine. A l'examen spectroscopique, on trouve le spectre de la méthémoglobine en solution acide associé au spectre des pigments biliaires.

Pour mieux faire voir ces différences, je donne ici un tableau comparatif :

Erythrocytose pure.	*Erythrocytose à cellules rouges filles.*	*Erythrocytose à cellules rouges mères.*
Combinaison stable des albumines et de l'hémoglobine.	Combinaison instable.	Combinaison très instable.
Pas de désassimilation ni de l'albumine, ni de l'hémoglobine.	Désassimilation des albuminoïdes.	Désassimilation très rapide des albuminoïdes.

<table>
<tr><td>Pas de perte d'hémo-
globine.</td><td>Perte considérable
d'hémoglobine et de ses
éléments soufre et fer.</td><td>Destruction de l'hémo-
globine et des albu-
minoïdes vectrices.</td></tr>
<tr><td>Pas de perte d'albumi-
ne.</td><td>Perte de peptones et
de globuline.</td><td>Perte de peptones,
globuline et héma-
tine.</td></tr>
</table>

EXAMEN SPECTROSCOPIQUE

<table>
<tr><td>Spectre pur de l'oxy-
hémoglobine.</td><td>Bandes d'absorption
de l'hémoglobine.

Spectre faible de la
bilirubine.</td><td>Spectre de la méthé-
moglobine et solution
acide.

Spectre des pigments
biliaires.</td></tr>
</table>

Symptômes lymphoïdes.—Ces symptômes lymphoïdes sont les stigmates propres et spécifiques de l'érytrocytose.

Les organes lymphatiques, en effet, et surtout les organes lymphatiques sous-endodermiques, c'est-à dire les organes ganglionnaires des muqueuses respiratoires et intestinales, sont les seuls atteints. Contrairement à ce ce qui se passe dans la leucocythémie, les groupes lymphatiques, ectodermiques et sous-cutanés, restent étrangers au processus érythrocytique et ne participent pas à l'hypertrophie, à moins qu'il ne s'ajoute une affection morbide étrangère, parfaitement indépendante, évoluant parallèlement à l'érythrocytose qu'ils compliquent et modifient. Trois groupes surtout, sont atteints dans l'érythrocytose essentielle, ce sont: 1° l'anneau de Valldeyer, 2° les ganglions du médiastin, 3° la rate et les ganglions mésentériques.

L'anneau de Valldeyer est le plus ordinairement atteint isolément. Les ganglions du médiastin, les ganglions mésentériques, la rate le sont plus rarement. En tout cas, ces atteintes ne tardent pas à s'accompagner. des hypertrophies lymphoïdes rhinopharyngées.

Les stigmates lymphoïdes ordinaires s'accusent par le le syndrome suivant : rhinopharyngopathies, faciès adénoïdien, avec ou sans obstruction nasale, toux coqueluchoïde, enfin catarrhes rhinopharyngés et broncho-pulmonaires concomitants.

Tous nos malades présentaient une sensibilité excessive au froid et à l'humidité surtout. Les coryzas, les angines, les rhumes se succédaient alternativement pendant l'hiver. Au début des accidents, le malade se mouche et éternue constamment, puis survient une légère dysphagie ; peu après, éclate le catarrhe bronchopulmonaire avec expectoration de mucosités pelotonnées, épaisses et blanches jaunâtres.

L'aspect de la gorge à cette période angineuse, est caractéristique. La muqueuse pharyngée est jaune pâle, parsemée d'arborisations vasculaires rouge vif. Les amygdales sont tuméfiées, très hypertrophiées sans jamais présenter néanmoins la rougeur inflammatoire des angines aiguës simples ou infectieuses. Elles sont bosselées, recouvertes d'un enduit épais jaunâtre et comme infiltrées de matière de même nature qui sort des cryptes. Le pourtour de l'amygdale et les deux piliers forment un cercle rouge-vif brusquement délimité, souvent masqué par l'hypertrophie considérable de l'organe. Le pharynx est granuleux, parsemé de petites végétations irrégulières et disséminées, recouvertes du même enduit jaunâtre et glaireux.

La rhinoscopie postérieure permet de constater l'hypertrophie de l'amygdale pharyngée et celle des follicules amignés voisins. Ces dernières lésions, expliquent la surdité, la dysphagie constrictive et le ronflement, tous phénomènes bien connus des spécialistes.

L'adénopathie trachéo-bronchique se reconnaîtra à la percussion et l'auscultation. Nous n'avons pas à en rappeler les symptômes ici ; nous dirons toutefois qu'elle se caractérise dans nos cas par des accès de toux coqueluchoïde, survenant pendant les périodes angineuses ou à la fin de la digestion. Elle accompagne et suit paralèllement la marche de l'hypertrophie rhinopharyngée, et disparaît presque totalement à la suite de l'ablation radicale des amygdales palatines et pharyngées. Chose remarquable, tandis que dans toutes les autres hypertrophies amygdaliennes, les infections secondaires ou les irritations mécaniques, déterminent la rétrocession ou la transformation scléreuse des lésions, tout au contraire ces mêmes causes déterminent sur l'organe lymphoïque érythrocytique, une réaction essentiellement embryonnaire. Elles accroissent le processus morbide d'où il résulte autant de poussées nouvelles, autant de coups de fouet imprimés à l'érythrocytose ganglionnaire ; bien plus, les ganglions trachéo-bronchiques, les ganglions cœliaques et mésentériques, la rate elle-même, sont entraînés dans cette réaction embryonnaire érythrocytique. D'où le bienfait des extirpations précoces et opportunes des amygdales palatines et pharyngées, puisqu'elles suppriment toutes les causes d'infection ou d'irritation locale qui retentissent sur la grande chaîne lymphoïde.

Symptômes nerveux. — Tels sont les grands symptômes de l'érythrocytose essentielle. Pour en finir avec ces signes caractéristiques nous parlerons des troubles du système nerveux dont l'ensemble pourrait être désigné sous le nom de nervosisme lymphoïde. Ces troubles consistent en irritabilité, excitabilité, susceptibilité extraordinaire des systèmes sympathique, psycho-sensoriel et sensitivo-moteur. Au fond le nervosisme lymphoïde est un mélange bizarre d'excitation et de dépression.

Sans parler de la fatigue, la lassitude générale consécutive aux moindres causes d'excitations morales et physiques, nous insistons sur des stigmates particuliers constants chez tout érythrocytique. Les troubles et stigmates sympathiques consistent en dilatation considérable de la pupille, bourdonnement d'oreilles, parésie vésicale et terreurs nocturnes.

Les troubles psycho-sensoriels sont dépressifs à savoir: la perte de mémoire, le retard de la parole, le défaut de jugement et une faiblesse voisine de l'imbécillité. Les malades sont irascibles pleurent sans aucune cause ; et, véritables machines, obéissent et agissent par impulsion spontanée et provoquée ; néanmoins ils conservent des sentiments affectifs et témoignent leur reconnaissance pour les soins qu'ils reçoivent de leur entourage. L'odorat et le goût sont presque entièrement abolis. La vue présente certains caractères particuliers ; le rouge et le vert sont les couleurs seules nettement perçues ; le jaune est perçu à l'état d'orangé ou de vert bleuâtre, le violet et le bleu donnent des sensations vagues de gris. On peut dire que le vert et le rouge sont les couleurs de la vision distincte chez eux. Nous n'avons pas observé de rétrécissement du champ visuel, mais l'amblyopie est fréquente. Dans les périodes fébriles l'ophtalmoscope permet de constater une véritable congestion généralisée de la rétine, sorte de purpura rétinien lié à l'érythrocytose. Notons encore les migraines, les névralgies faciales et intercostales, l'affaiblissement du sens musculaire et l'absence totale du sens génésique.

CHAPITRE III

SIGNES FOURNIS PAR L'EXAMEN
DES TISSUS MORBIDES

Nous venons de voir que les signes organiques cardi-
naux de cette affection sont :

1° L'hypertrophie d'un ou de plusieurs organes lymphoïdes ;

2° La présence d'érythrocytes ou globules à noyau dans
le domaine vasculaire de l'organe lymphoïde hypertrophié
et dans le torrent circulatoire ;

3° L'absence complète de leucocytes, quelle que soit la
forme de la maladie.

En examinant un fragment de ces organes hypertrophiés
fixé dans le liquide picro-chromo-nitrique ou mieux le
liquide picro-chromo-formo-platinique, on voit que les
follicules forment à la superficie des petits grains fort
nets, réunis en système dont l'ensemble simule à s'y méprendre celui du lobule pulmonaire.

L'augmentation du poids est en moyenne de un tiers supérieure au poids normal des tissus lymphoïdes. Cette
augmentation de poids est absolument indépendante des
dimensions apparentes, c'est plutôt ici la densité, qui est

le seul signe vrai pour le diagnostic de la nature des lésions érythrocytiques. Cette augmentation de densité, qui
est déjà un signe important, met sur la voie du diagnostic de la nature des lésions érythrocytiques.

La consistance de l'organe est ferme, analogue à celle
du foie ou de la rate. Si l'on pratique des coupes systé-
matiques de la masse lymphoïde passant par le hile, nous
voyons qu'à la périphérie se trouve une zone de vaisseaux
dilatés, remplis de petits éléments sanguins qui sont les
sinus périfolliculaires. Dans l'intérieur de ces vaisseaux
se trouvent de nombreux érythrocytes et quelques globules
normaux. Au pourtour de ces vaisseaux se trouvent de
nombreux leucocytes dont les noyaux, nous l'avons dit, ne
sont jamais en karyokinèse. Au centre du follicule, nous
voyons la grande veine centrale remplie de gros éléments
pourvus de noyaux karyokinétiques, cellules rouges filles
qui prennent elles-mêmes naissance dans les glandes
polynucléées, cellules rouges-mères dont le volume et la
forme rappellent les grosses cellules glandulaires. Ces
cellules sont très chargées d'hémoglobine et tous leurs
noyaux sont en karyokinèse très active.

Dans le pédicule, c'est-à-dire dans les vaisseaux qui
font suite à la veine centrale, nous trouvons une quantité
considérable d'érythrocytes beaucoup plus nombreux et
beaucoup plus actifs que dans les sinus afférents ; mais
nulle part nous ne voyons de lésions conjonctives périfolliculaires, *comme dans la scrofule* ou intrafolliculaire, comme
dans la syphilis. En un mot, nous nous trouvons en présence de tissus hématopoiétiques franchement embryonnaires, analogues à ceux du fœtus ou de l'embryon.

Toutes ces lésions peuvent être constatées à l'examen direct des préparations, traitées par les réactifs spécifiques de l'hémoglobine et de la chromatine nucléaire que nous avons signalés plus haut.

Mais à ces caractères histo-chimiques, s'en ajoutent d'autres, c'est-à-dire des caractères histo-physiques dont la nature toute particulière suffit à trancher toutes les discussions qui pourraient s'élever au sujet de l'interprétation que donnent les histologistes aux différenciations histo-chimiques colorées. Ce sont, d'une part les réactions histo-physiques photographiques, et d'autre part, les réactions histo-physiques spectroscopiques et polarimétriques.

En effet, si l'on photographie une préparation microscopique dans des conditions identiques de pose et de source lumineuse, on peut constater qu'une cellule de nature chimique déterminée, détermine une impression négative ou positive constante pour la même cellule quel que soit le réactif colorant employé. La nature de cette impression négative ou positive, c'est-à-dire blanche ou noire, sera toujours dépendante de la nature chimique des éléments cellulaires photographiés. En d'autres termes, l'impression photographique sur le *cliché* sera toujours et constamment déterminée par l'état moléculaire et chimique de telle ou telle albumine cellulaire. Ainsi par exemple, un érythrocyte se compose d'un stroma et d'un noyau. Si l'on photographie cet érythrocyte non coloré on obtiendra un stroma noir et un noyau blanc.

Si d'autre part on colore ce stroma en rouge et le noyau en violet, on obtiendra de même un stroma noir et un noyau blanc ; alors que selon les règles ordinaires de la photographie cette substance, colorée en violet, devrait donner une impression noire, et la substance rouge devrait donner une impression blanche. Il en serait de même avec d'autres matières colorantes quelles qu'elles soient ; nous aurions un noyau constamment blanc et un stroma constamment noir.

La nucléine globulaire sanguine, est donc toujours photo-négative, et le stroma est toujours positif.

Cette réaction histo-photographique, est d'autant plus importante, qu'elle permet de distinguer et de différencier nettement le noyau de l'érythrocyte, de la partie centrale des hématoblastes adultes. Celle-ci qui a été souvent prise pour un noyau, est toujours photo-positive, tout comme le stroma de l'hématoblaste, contrairement à la substance du noyau de l'érythrocyte qui est toujours photo-négative, quel que soit le réactif colorant employé. On voit donc que les réactions histo-photographiques deviendront dans l'avenir un moyen d'interprétation, ou plutôt un moyen de contrôle, des interprétations histologiques, en nous révélant la nature chimique même et l'état moléculaire de toute substance cellulaire biologique.

A côté de ces réactions histo-photographiques, nous avons voulu demander à l'examen spectroscopique, la confirmation des interprétations histo-chimiques et histologiques. Nous avons vu déjà, au sujet de l'examen des urines et du sang, de quelle ressource est l'examen spectroscopique ; or, l'application du spectroscope à l'étude des substances cellulaires de l'organisme, donne des résultats non moins satisfaisants, et tels, qu'il permet de reconnaître non seulement la nature de la substance à l'état normal, mais encore de préciser la nature des lésions. Nous trouvons donc dans l'application du spectroscope, ainsi faite, une excellente méthode, pour arriver au diagnostic, et j'oserai dire pour assurer le pronostic et le traitement.

Pour procéder à cet examen, on commencera par adapter l'appareil d'Hartnack, sous la platine du microscope en l'adaptant au condensateur d'Abbe. On projette ainsi un spectre sur la préparation dont les éléments peuvent être examinés avec un système apochromatique de fort grossissement, éclairé par telle ou telle bande colorée du spectre. On constatera de cette manière, que les différentes cellules ainsi que leurs noyaux interceptent selon leur nature telle ou telle couleur spectrale. Tel élément par exemple qui restera brillamment éclairé par les radiations monochromatiques bleues, indigo, ou violettes, absorbera en l'assombrissant, les radiations monochromatiques, rouges, rouges-orangées, ou vertes. Si l'on vient alors à examiner à travers un prisme les préparations ainsi éclairées, on obtient un spectre identique au spectre inférieur, mais possédant des bandes colorées occupant exactement les zones exprimées en longueurs d'onde de l'échelle spectroscopique, qu'occupaient les bandes noires dites d'absorption. Ainsi par exemple, si l'on examine des érythrocytes éclairés par le spectre Hartnach, on constate une forte absorption des zones monochromatiques, rouge orangée. jaune et verte ainsi que des radiations indigo jusqu'à la limite du violet.

Si maintenant on adapte le micro-spectroscope, on aura

un spectre composé de raies brillantes, au nombre de trois, correspondant aux raies obscures du spectre d'absorption d'hémoglobine, plus une autre raie très large s'étendant de λ 440 à λ 410, commencement du violet. Tout le reste du spectre est obscur. On voit donc qu'on obtient un véritable spectre émissif de l'érythrocyte dont les raies brillantes correspondent exactement aux raies obscures d'un spectre absorbant, exactement comme le spectre émissif du sodium en λ 589, zone stricte du spectre d'absorption du sodium. Or, nous verrons quand il s'agira du diagnostic, que ce spectre de l'érythrocytose essentielle se distingue par ses bandes d'émission ou d'absorption du spectre de chacune des érythrocytoses symptomatiques.

CHAPITRE IV

———

EVOLUTION

FORME, MARCHE DES ÉRYTHROCYTOSES

Avant de parler de l'évolution proprement dite de l'érythrocytose généralisée nous dirons un mot des formes atténuées de cette maladie. Ces dernières de beaucoup plus fréquentes, consistent dans la localisation du processus érythrocytique à un ou plusieurs organes lymphoïdes dont le développement seul des cellules rouges est la lésion caractéristique.

Un point sur lequel il faut insister, c'est que, tandis que dans l'érythrocytose généralisée, nous trouvons les érythrocytes dans tout le torrent circulatoire; dans l'érythrocytose atténuée ou locale, nous ne trouvons ces érythrocytes que dans les veines venant directement de l'organe hypertrophié et au sein même du tissu lymphoïde morbide. Les érythrocytes, nés dans le milieu resté embryonnaire vont trouver dans le torrent circulatoire un milieu adulte où ils sont détruits. Leur hémoglobine est probablement recueillie par les hématoblastes pulmonaires.

Toutefois on peut constater à l'examen du sang

circulant les particularités suivantes : faible proportion
de fibrine, diminution de la richesse hémoglobinique, diminution de la richesse globulaire, avec globules géants
contrastant avec la quantité considérable de globules
nains ; enfin, diminution du nombre et du volume des
hématoblastes avec présence de leucocytes volumineux,
dont quelques-uns contiennent des granulations éosinophiles. On voit donc que cet examen donne des renseigne-
ments précieux sur l'insuffisance du processus hématoblastique. D'un autre côté les urines contiennent une
faible proportion de bilirubine ainsi qu'une quantité considérable de soufre. On trouve, mais atténués, tous les
signes cliniques mentionnés dans la description que nous
avons donnée de l'érythrocytose généralisée à l'exception
toutefois du caractère de l'infantilisme. Le nervosisme lymphoïde est particulièrement développé et les poussées angineuses très fréquentes. Aussi ces malades sont-ils considérés comme de vulgaires anémiques ou lymphatiques
qu'on envoie tôt ou tard aux spécialistes. Trop souvent, on
pratique alors l'ablation pure et simple des organes hypertrophiés dont les résultats échouent faute du traitement
général qu'indiquerait l'examen histo-chimique et histo-
physique des organes enlevés. Parfois même, on commet
l'erreur dangereuse de pratiquer l'ignipuncture dont l'u-
nique effet est d'accroître le processus érythrocytique. Si
au contraire, on pratiquait l'examen du sang issu de l'organe hypertrophié, et si on le comparait au sang du doigt,
on diagnostiquerait toujours l'érythrocytose, puisqu'on
trouverait l'érythrocyte dans le sang issu de l'amygdale et
on ne le trouverait pas dans le sang issu du doigt, et qu'on

saurait instituer le traitement médical général et opportun.

Nous pensons, que nombre de végétations lymphadé-
niques rentrent dans le cadre des érythrocytoses locales ou
atténuées, et qu'elles sont susceptibles de guérison définitive quand on les reconnaît à temps.

L'érythrocytose essentielle suit une marche rëgulière-
ment progressive. C'est une affection chronique d'emblée
dont l'évolution très longue se poursuit jusqu'à l'époque
de la puberté, si le malade échappe aux complications
multiples qui peuvent survenir pendant cette durée. Géné-
ralisées et locales ou atténuées, les érythrocytoses sont
profondément modifiées au moment de la puberté. C'est, si
l'on veut nous passer cette expression, l'âge critique où
l'on voit survenir soit l'aggravation, soit la disparition des
symptômes érythrocytiques selon la forme, le degré de la
maladie, mais surtout selon les conditions hygiéniques et
thérapeutiques auxquelles est soumis le malade.

Un caractère particulier de la marche des érythrocytoses, c'est l'absence de tout symptôme pendant la première période de l'enfance, c'est-à-dire la lactation. A
l'époque du sevrage surviennent tout à coup des diarrhées
aqueuses avec alternative de constipation, accompagnées
de convulsions, de conjonctivites, d'éruptions cutanées
multiples qui disparaissent et reparaissent sans cause
apparente.

Dès la seconde enfance on voit apparaître les stigmates
lymphoïdes, sous forme de fausses glandes strumeuses
d'hypertrophie amygdalienne passagère. En même temps
les angines deviennent fréquentes, les coryzas sont cons-

tants, et les rhumes se développent coup sur coup. La croissance ne se fait pas ; à cinq ou six ans et même sept ans, les parents restent frappés de la petite taille de l'enfant qui est celle des enfants de 3 ou 4 ans à peine, tandis que les mains et les pieds sont énormes, disproportionnés avec le reste du corps. Au milieu des complications les plus diverses, infectieuses, amygdaliennes, pulmonaires, bronchiques parmi lesquelles nous citerons la coqueluche et l'adénopathie trachéo-bronchique, ou bien encore des complications nerveuses, accidents convulsifs, contractures passagères auxquelles nous ajouterons l'ostéopathie hypertrophiante pneumique, la maladie osseuse de Paget, et l'acromégalie, au milieu de tout ce cortège de symptômes, les malades frappés d'infantilisme arrivent à la puberté. C'est alors que surviennent les hypertrophies subites et considérables des organes lymphoïdes, et si le malade n'est traité à temps, il tombe dans un état cachectique, et succombe soit à la tuberculose le plus souvent, soit à une affection pulmonaire ou infectieuse.

Toutefois, chez les érythrocytiques purs, ceux où nous ne trouvons dans le sang que les globules à noyau, sans cellules rouges, l'établissement de la puberté se fait régulièrement, comme si la maladie tendait à s'amender. Chez les malades du sexe masculin, on voit une ébauche du système pilifère, la sensation génitale se développe, en même temps que s'accentuent les stigmates lymphoïdes rhino-pharyngées. Chez les jeunes filles, on voit survenir des malaises périodiqnes avec concomitance de coryzas et d'angines qualifiées d'angines chroniques avec poussées subaiguës.

La périodicité de ces phénomènes est toujours irrégulière, et précède l'apparition d'une première hémorrhagie menstruelle très abondante et douloureuse. Une amélioration sensible survient à cette époque, mais elle est de courte durée.

Les moindres perturbations hygiéniques, les changements de milieu, les causes nocives, multiples et constantes, déterminent l'aménorrhée et la dysménorrhée. Si, par bonheur, on traite à cette époque les affections rhino-pharyngées, un changement complet s'opère tout-à-coup. La puberté s'établit avec toutes ses régularités, la croissance prend un développement rapide et le malade atteint sa taille normale. Les examens répétés du sang, montrent le rétablissement régulier, progressif dela fonction hématopoiétique et hématoblastique normale, et bientôt les globules à noyau disparaissent totalement. C'est déjà presque la guérison, mais, celle-ci ne peut être définitive, que si le sujet persévère dans un traitement général et une hygiène propre à faciliter cette adaptation brusque et nouvelle de l'organisme, resté jusque-là embryonnaire, au processus hématopoiétique normal et définitif.

Dans l'érythrocytose avec grandes cellules, il n'en est plus de même; la puberté ne s'établit pas et bientôt survient la cachexie lente à laquelle succède une tuberculose le plus souvent, et plus rarement une leucocytémie qui emporte plus ou moins rapidement le malade.

Dans les érythrocytoses locales ou atténuées, les hypertrophies amygdaliennes se produisent par poussées successives, jusqu'à l'époque de la puberté. L'évolution à ce moment, prend trois modes différents. Dans un premier mode, assez fréquent, après une aggravation des symptômes généraux, et une augmentation temporaire de l'hypertrophie ; on voit sous l'influence d'un traitement approprié, le développement physique et intellectuel se faire en même temps que rétrocéder peu à peu l'hypertrophie locale.

Dans un second mode, la puberté s'établit difficilement et lentement ; l'hypertrophie lymphoïde persiste sous forme d'hypertrophie fonctionnelle ; et à l'examen du sang, on constate l'augmentation du nombre des globules géants et des globules nains, en même temps qu'une diminution progressive des hématoblastes. Si l'on prélève un fragment de tissu morbide hypertrophié, on constate la présence d'érythrocytes et de cellules rouges sur la préparation. L'ablation ici s'impose, et la guérison survient dès qu'on l'a pratiquée. Sinon la généralisation du processus hématopoiétique embryonnaire se fera tôt ou tard, et le malade succombera comme dans le troisième mode d'évolution où la puberté ne survient jamais et où l'érythrocytose locale se transforme en lymphadénie aleucémique ou en leucocytémie suraiguë ou chronique.

Tels sont les modes d'évolution des érythrocytoses qui, en dehors des deux formes hématologiques déjà décrites, à savoir, la forme à grandes cellules rouges à noyaux multiples, peuvent revêtir, selon les prédominances anatomiques, les formes suivantes : 1° Les formes rhino-pharyngées-amygdaliennes, les plus fréquentes et les plus communes, caractérisées par la prédominance des sympptômes d'hypertrophie lymphoïde.

2° Les formes adéno-pulmonaires, caractérisées par la prédominance des accidents coqueluchoïdes et des spasmes broncho-pulmonaires.

3° Les formes intestinales et spléniques où les troubles digestifs, les douleurs siégeant à l'hypocondre gauche pendant la digestion, dominent toute la scène morbide.

4° Enfin, les formes osseuses où le développement considérable des extrémités, et les complications d'ostéite hypertrophiante et d'acromégalie, attirent surtout l'attention de l'observateur.

Ajoutons pour terminer que la marche de l'érythrocytose est tantôt pyrétique avec poussées aiguës ou subaiguës, survenant principalement au printemps et à l'automne, tantôt, et c'est le cas le plus général, apyrétique, chronique et progressive. C'est une maladie qui n'a rien d'infectieux. Elle est, si l'on peut dire, une maladie organique, ayant son siège dans la chair coulante et les organes qui la préparent.

CHAPITRE V

———

DIAGNOSTIC

Toutes les fois que le médecin se trouvera en présence d'un sujet présentant : 1° des symptômes d'anémie profonde : aspect décoloré des téguments, palpitations ; 2° une dénutrition ou une hyponutrition caractérisée, soit par l'infantilisme, soit par la cachexie, quel qu'en soit le degré ; 3° des engorgements ganglionnaires ; 4° des troubles rhino-laryngo-pharyngés, il devra soupçonner l'érytrocytose et pratiquer l'examen du sang.

Cet examen permettra à lui seul, même sans avoir le malade sous les yeux, de diagnostiquer l'érytrocytose essentielle, généralisée ou atténuée, et de faire le diagnostic des érythrocytoses symptomatiques. Il faut savoir en effet, que dans tous les cas où le procesuus hématopoiétique normal subit des perturbations graves par suite du changement de constitution moléculaire, soit des albumines du sang, soit de l'hémoglobine, soit enfin de la combinaison hémoglobine et albumine, on voit réapparaître le processus embryonnaire hématopoiétique qui est le propre des érythrocytoses en général. Or, nous trouvons ce processus embryonnaire dans les affections suivantes : les anémies pernicieuses progressives, le paludisme dans certaines formes graves, la syphilis maligne précoce, la cachexie syphilitique, et toutes les formes du cancer.

L'anémie pernicieuse progressive deutéropathique est liée principalement à la présence de certains vers intestinaux tels que l'ankylostome et le botriocéphale qui sont les plus fréquents.

Après une première période d'anémie fort longue, on voit survenir des suffusions sanguines et des hémorrhagies multiples, en même temps que se produisent des éruptions purpuriques de la conjonctive. Mais, contrairement à l'érythrocytose essentielle, nous ne voyons apparaître ni troubles pulmonaires, ni stigmates lymphoïdes.

L'examen du sang nous montre la pauvreté du réticule fibrineux, la lenteur du processus de coagulation spontanée ; et enfin, l'absence ou la diminution considérable d'hématoblastes ; en même temps qu'une érythrocytose, sans cellules rouges-filles, mais toujours accompagnée de la présence de globules nains. Ces caractères, on le voit, suffisent à distinguer l'anémie pernicieuse de l'érythrocytose.

Dans l'anémie pernicieuse protopathique ou vraie, qui survient chez la femme à la suite de grossesses répétées, on retrouvera dans les urines de la mère les spectres de l'hématoïdine et de l'hématoporphyrine. L'examen du sang permet de constater quelques hématoblastes quelques globules à noyau. Jamais il n'y a de cellules rouges sur les préparations. La rareté de ces globules à noyau, l'absence de stigmates lymphoïdes, l'âge de la malade surtout et l'absence d'infantilisme suffiront à établir le diagnostic de cette affection.

Le paludisme, offre à l'examen du sang des caractères plus tranchés encore ; le processus hématoblastique normal est considérablement entravé ; les hématoblastes sont donc rares sur chacune des préparations.

A côté des globules normaux, contenant le parasite de Laveran on trouve : 1° Les globules pourvus de noyaux à karyokinèse active ; 2° des phagocytes contenant les formes diverses de parasite ; 3° des leucocytes éosinophiles avec granulations d'hématoïdine et d'hématine. Enfin, au microspectroscope, le sang présente le spectre de l'hémoglobine réduite, combinée au spectre de la méthémoglobine en solution acide. On voit donc que dans le paludisme le processus érythrocytique est combiné avec un processsus de phagocytose et leucocytose.

Dans la syphilis à formes graves, et surtout dans le cas de fièvre syphilitique, les hématoblastes se retrouvent à l'état nain ; en majorité n'arrivent pas au terme final de leur évolution, c'est-à-dire à l'état de globules adultes sans noyau. On trouve de nombreux érythrocytes en prolifération active avec quelques cellules rouges.

La ressemblance serait donc complète avec l'érythrocytose essentielle, mais le spectroscope nous montre le spectre de la méthémoglobine en solution alcaline, combinée au spectre de l'oxyhémoglobine ; de plus, le sujet est bien développé, et les principaux symptômes de l'érythrocytose essentielle, notamment les stigmates et le nervosisme lymphoïde font défaut.

Enfin les érythrocytoses cachectiques constituent le dernier groupe des érythrocytoses symptomatiques. Là, encore, nous allons trouver dans l'examen du sang, les caractères différenciels du cancer et de la tuberculose avec l'érythrocytose essentielle, et enfin de l'érythrocytose symptomatique cancéreuse avec les autres érytrocytoses symptomatiques. Le sang des cancéreux nous montre en effet: 1º l'absence des hématoblastes ; 2º des érythrocytes avec des cellules rouges-filles; 3º une leucocytose avec de nombreuses cellules éosinophiles, 4º enfin une karyokynèse asymétrique de tous les noyaux des éléments à hémoglobine. — Cette asymétrie suffit à elle seule pour distinguer les érythrocytes cancéreux des érythrocytes tuberculeux et syphilitiques, qui eux, ne présentent jamais d'asymétrie de leurs noyaux en karyokinèse. Le spectre de ces érythrocytes nous montre le spectre de la méthémoglobine, en solution acide, combiné au spectre de l'urobiline.

Dans la tuberculose, à la période cachectique, on voit survenir la diminution considérable des hématoblastes qui restent à l'état nain. On trouve de nombreux leucocytes et des phagocytes en petit nombre. Le nombre des globules adultes sans noyau est considérablement diminué: trois à quatre millions par millimètre cube. La plupart de ces globules sont nains ou géants ; enfin on retrouve quelques érythrocytes au milieu des globules adultes avec une ou deux cellules rouges par préparation. Le spectre est celui de l'oxyhémoglobine combiné à celui de la bilirubine.

On voit donc toute l'importance qu'offre l'examen du sang, non seulement dans l'érythrocytose essentielle, mais encore dans les états cachectiques ou pseudo-cachectiques.

Les caractères séméiologiques précis que fournit cet examen, et notamment l'examen spectroscopique permettent d'établir un diagnostic ferme, en même temps qu'ils font saisir la nature du processus physio-pathologique et la nature des échanges morbides. Cette méthode spectroscopique nous paraît appelée à rendre, dans les recherches hématologiques et urologiques, les mêmes services que la percussion, l'auscultation et le microscope rendent dans le diagnostic des affections pulmonaires.

CHAPITRE VI

—

PATHOGÉNIE

Avant d'aborder le chapitre du pronostic et le traitement, il nous faut revenir un instant sur ce que nous avons dit des troubles nutritifs qui accompagnent l'érythrocytose, (pages 25, 26 et 27).

Or, que voyons-nous ? La bouche et la salive acides, le milieu intestinal acide, le sang lui-même acide dépourvu d'hématoblastes et de la quantité des sels de potasse et de soude qui, pendant la vie extra-utérine, sont destinés à le maintenir dans le degré voulu d'alcalinité pour son fonctionnement physiologique. Rappelons en outre que la molécule hémoglobine ne peut rester dans un état stable et résistant, qu'à la condition de rencontrer les albumines hématoblastiques, et que dans l'érythrocytose elle n'existe qu'à l'état de combinaison avec l'albumine globulaire de la cellule rouge, combinaison toujours instable et peu résistante. Cette cellule rouge, cantonnée, localisée dans les organes hématopoiétiques, continue sa fonction embryonnaire, se multiplie sur place pour envoyer dans le torrent circulatoire ses albumines propres et l'hémoglobine sous la forme d'érythrocytes, faibles et débiles représentants du globule adulte sans noyau.

Si maintenant nous étudions le fonctionnement de cet organisme au point de vue des échanges nutritifs, nous voyons que l'acidité du milieu intestinal va nuire à la bonne élaboration et assimilation des peptones, d'où : appauvrissement progressif· des albumines des cellules rouges et des érythrocytes.

Sous l'influence de cette même acidité du milieu intestinal, les pigments biliaires qui y sont déversés sous la forme d'hématine et d'hématoïdine, produits de la désintégration hépatique, vont mettre en présence le soufre et le fer, soit à l'état naissant, soit à l'état d'acide sulfhydrique (pour le soufre). Le fer qui pourrait être encore utilisé s'il rencontrait les albumines nécessaires pour le reprendre, se porte sur le soufre et forme des sulfures inabsorbables. De là : perte à la fois du soufre et du fer pour l'organisme qui ne pourra plus les récupérer, puisqu'il n'a plus la resource d'une alimentation appropriée, l'érythrocytique n'ayant d'appétit que pour les acides et les aliments non azotés.

De plus, une partie du soufre qui a été mis en liberté dans l'intestin et sans doute aussi dans le foie, va devenir de l'acide sulfurique sous l'influence des oxydations, toujours en excès chez les érythrocytiques, lequel acide sulfurique passant dans le torrent circulatoire et n'y rencontrant pas les sels de potasse et de soude qui pourraient le neutraliser, va se trouver en présence des albumines sanguines pour les attaquer, les ronger et les détruire, d'où destruction progressive des albumines du sang, des cellules rouges et des érythrocytes.

Si, comme nous le pensons, les choses se passent ainsi chez l'érythrocytique, il nous faut conclure que le *facteur pathogénique* de l'érythrocytose réside essentiellement dans la *constitution moléculaire imparfaite* des albumines du sang liée, ou cause, ou résultat, avec le défaut d'alcalinité du sang et du milieu intestinal.

En résumé : Absence d'hématoblastes, présence d'albumine peu propre à fournir des combinaisons résistantes avec l'hémoglobine ; hémoglobine dépouillée en partie de son soufre et de son fer ne pouvant plus fournir la quantité d'oxygène nécessaire aux oxydations éliminatrices. Il en résulte (la lutte pour la vie) une concentration des efforts de la nature sur les organes lymphoïdes, où la cellule rouge' seule et dernière réserve embryonnaire de l'hémoglobine, va se multiplier et s'user pour fournir à l'hémoglobine sa propre albumine. Mais ces efforts finiraient par s'épuiser faute de réparation suffisante, et l'organisme marcherait vers une terminaison fatale, si la thérapeutique ne pouvait fournir une intervention réparatrice.

CHAPITRE VII

—

PRONOSTIC ET TRAITEMENT

Pronostic. — Le pronostic, on le conçoit, dépend, *d'une part*, du degré et de la nature de l'érythrocytose, c'est-à-dire du degré de la stabilité de la combinaison de l'hémoglobine avec l'érythrocyte ; et, *de l'autre*, de la résistance des matières albuminoïdes de la cellule rouge et de l'érythrocyte aux causes multiples de destruction et de désassimilation exagérées. Ce degré est suffisamment indiqué par l'examen du sang, et l'on peut dire que le pronostic est relativement bénin dans la forme d'érythrocytose pure, où les pertes d'albumines et d'hémoglobine sont nulles, et où l'érythrocytose est pure sans cellules rouges-filles.

Le pronostic est grave dans les formes où les cellules rouges-filles indiquent par leur présence que l'organisme fait des pertes considérables d'hémoglobine et des éléments soufre et fer, en même temps qu'il y a peptonurie et globulinurie.

Quant à la forme à grandes cellules polynucléées, son pronostic est fatal au même titre que celui des érythrocytoses cachectiques cancéreuses, puisqu'il y a destruction

progressive et constante de l'hémoglobine et des albumines vectrices.

TRAITEMENT. — Le traitement ne peut donc être appli-
qué avec succès qu'aux deux premières|formes d'érythro-
cytose. Il consistera à rendre au sang et à l'intestin leur
alcalinité normales.

Dans ce but, on donnera des alcalins, tels que le chlorure d'ammonium ; on fera prendre à jeun la liqueur de
Fowler qui sera à la fois un retardateur de la dénutrition
et une source suffisante des sels de potasse et de soude.

En outre, pour parer aux pertes de fer incessantes de
l'organisme, on donnera des sels de fer à l'état naissant,
qu'on obtiendra en faisant préparer des cachets contenant
du carbonate ferreux et un iodure alcalin. On pourra encore donner le fer à l'état naissant sous la forme d'un mélange de chlorure alcalin avec un sel de fer. En même
temps qu'on fera suivre ces prescriptions, on procédera,
s'il y a lieu, à l'ablation des amygdales et des végétations
adénoïdes, en ayant soin toutefois de badigeonner préala-
blement les hypertrophies lymphoïdes avec une solution
contenant cinq grammes d'eau, un gramme de cocaïne et
un gramme d'antipyrine. Cette solution a le double avantage d'être à la fois hémostatique et analgésique. On exi-
gera le repos absolu du malade pendant les huit jours qui
suivront l'opération, et en lui évitant toutes les transitions
brusques de température. C'est alors qu'il faudrait provo-
quer dans l'organisme une vive réaction hématoblastique
à l'aide d'un régime fortifiant et tonique auquel on devra
toujours adjoindre, sans exception l'hydrothérapie. On

commencera par donner des douches tièdes de deux mi-
nutes au plus, qu'on refroidira progressivement, puis on
arrivera aux douches froides qu'on fera prendre avec un
jet puissant, dont la durée, ici, n'excèdera pas une mi-
nute.

Avec ce traitement, que j'oserai dire rationnel, on ne
tarde pas à voir se rétablir le processus hémotoblastique,
puis disparaître le processus hématopoïétique-embryon-
naire, et avec lui l'érythrocytose, en vertu de l'adage :
sublata causa, tollitur effectus.

En terminant j'appellerai l'attention sur ce fait important que dans toutes les poussées fébriles, à forme intermittente, je ne me suis jamais bien trouvé de l'administra-
tion d'un sel de quinine, ni d'un antithermique quelconque.
Quelques gouttes de teinture d'iode prises pendant les
repas, avec dix ou douze gouttes de gaïac, m'ont donné
les meilleurs résultats dans ces sortes d'accès fébriles
pseudo-intermittents.

PREUVES A L'APPUI

—

OBSERVATION I

Erythrocytose pure. Hypertrophie totale de l'anneau de Waldeyer.

Le nommé E..., vient à la clinique de M. le Dr Gouguenheim, à Lariboisière.

Très anémique, âgé de 15 ans, le malade paraît avoir à peine onze à douze ans. Il offre les traits caractéristiques du faciès infanile adénoïdien. Les amydales sont considérablement hypertrophiées. Végétations adénoïdes énormes.

Teinte jaunâtre de la muqueuse bucco-palatopharyngée qui est sillonnée de gros vaisseaux. Angines fréquentes au printemps et à l'automne, chaque année, depuis l'âge de cinq ans.

Oppression. Dyspnée. Troubles digestifs. Inappétence, pour la viande surtout.

Ipertaxis fréquents et très abondants.

Examen du sang. — Les éléments à hémoglobine sont au nombre de quatre millions. Ils sont tous nucléés. Le noyau présente un double contour nettement indiqué par l'eau iodée ou par le Gramm.

Sur toutes les préparations, on ne trouve qu'un à deux globules sans noyau, ainsi que deux et trois bucocytes de la deuxième variété de M. Hayem.

Il est impossible de découvrir des hématoblastes sur aucune des préparations. En revanche on trouve quelques grosses cellules polynucléées, véritables hématoblastes nucléés.

L'examen spectroscopique au moyen de l'*objectif à correction* permet de constater les deux bandes de l'oxyhémoglobine dans chacun des éléments nucléés considérés seuls dans le champ microscopique.

L'examen du sang sec fixé par la chaleur, puis par [le liquide A d'Hayem, et traité successivement par l'éosine aurantia, le vert de méthyle et l'eau iodée, ou bien par l'éosine aurantia puis l'hématoxyline montre que tous les noyaux des éléments à hémoglobine sont en karyokinèse active.

On pratique l'amygdalotomie, et quelques jours après, l'ablation des végétations adénoïdes.

Le sang issu de l'amygdale extirpée ainsi que celui des végétations adénoïdes contient, outre les érythrocytes, des grosses cellules rouges polynuclées et à hémoglobine, identiques à celles trouvées par Lazet dans la pseudo-leucémie infantiel.

Les coupes montrent la présence de grosses cellules mères identiques dans les végétations et l'amygdale. Tous les noyaux sont en karyokinèse active et symétrique.

Les vaisseaux afférents et défférents sont bourrés et injectés d'érythrocytes en prolifération active.

On soumet le malade aux alcalins et à l'iode, pris, à la dose de deux gouttes, après le repas.

Quinze jours après, le malade vient nous retrouver, il porte des taches purpuriques aux membres inférieurs, mais l'état général est satisfaisant. L'appétit est devenu normal, les troubles digestifs ont cessé.

L'examen du sang pris à la pulpe du doigt montre :

1° La diminution du nombre des érythrocytes.

2° La présence de globules nains non nucléés.

3° La présence d'hématoblastes normaux. On continue le traitement.

Six mois après, le sang contenait des globules sans noyaux et des hématoblastes en nombre normal. On ne trouvait plus que deux ou trois érythrocytes par préparation.

On extirpe une petite végétation adénoïde récidivante et on fait un raclage à la curette tranchante.

Un an après, le sang était normal, le processus hématopoiétique adulte définitivement établi. Le système pilifère se développait et la taille était devenue presque normale, en même temps que les fonctions digestives et l'embompoint prenaient leur cours régulier.

Dans les deux observations suivantes, je me contente de donner l'examen du sang.

OBSERVATION II

Erythrocytose à grandes cellules (cellules rouges-fille).

Garçon de huit ans. Hérédosyphilis. Arrêt de développement. Etat fébrile pseudo-intermittent.

Examen du sang du doigt.

Les éléments se disposent en amas et en ilots. Disposition stelleuse du reticulum fibrineux dont le centre est occupé par de grosses cellules rouges polynucléées.

Les hématoblastes sont absents.

On trouve de rares globules sans noyaux, au milieu d'un amas d'érythrocytes vacuolaires avec noyau en karyokinèse active. Les leucocytes sont très rares : un à deux sur quelques préparations.

On trouve en outre des granulations libres d'hématoïdine et d'hématoporphyrine disséminées entre les globules.

Le spectre des éléments observés avec l'objectif à correction, est celui des pigments biliaires combiné avec celui d'hémoglobine réduite.

Le malade n'a pas pu être suivi après l'opération.

OBSERVATION III

Erythrocytose à grande cellule polynucléée (cellule rouge mère).

Garçon. Quinze ans et demi. Hérédosyphilis.

Arrêt de développement. Infantilisme.

Végétations adénoïdes énormes.

Erythrocytose à grandes cellules rouges-mères.

Examen du sang du doigt.

Cellules rouges énormes, contenant peu d'hémoglobine. Aucun

réseau fibrineux. Rares leucocytes géants, avec noyaux en voie de
division directe.

Aucune trace de globules adultes ou globules sans noyau, ni d'hématoblastes.

On trouve trois ordres d'éléments à hémoglobine nucléés.

1° Des cellules rouges mères énormes avec plusieurs noyaux en
karyokinèse active.

2° Des cellules rouges-filles, bourgeonnantes contenant deux
noyaux au plus. Ce sont les élements hémoglobinifères les plus
abondants.

3° Des érythrocytes à protoplasma granuleux en état de dégénéres-
cence vacuolaire, laissant sortir l'hémoglobine de leur protoplasma.
Leur noyau est rarement en karyokinèse active.

Enfin on trouve de rares leucocytes géants contenant un noyau
trilobé et chargé de granulations d'hématoïdine.

CONCLUSIONS

Je crois avoir démontré qu'il existe bien une entité nosologique à laquelle je donne le nom d'érythrocytose.

Si, ce que je ne puis croire, je n'ai pu l'établir, du moins mes recherches n'auront pas été inutiles, en montrant les ressources que la chimie biologique et le spectroscope, appliqués à l'examen du sang, offrent pour le diagnostic et le traitement des grandes et principales diathèses morbides.

TABLE DES MATIÈRES

Le Mans. — Imprimerie ED. MONNOYER. — Déc. 1897.